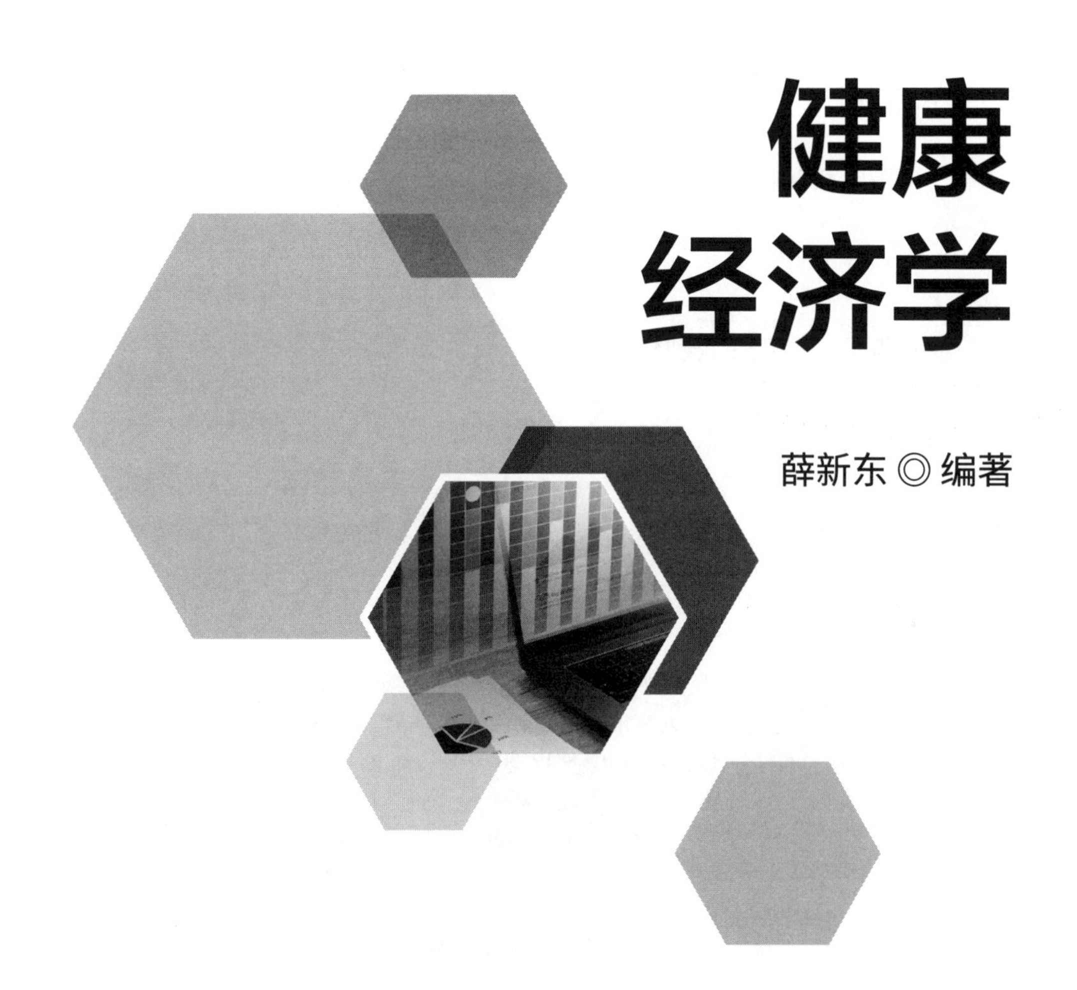

健康经济学

薛新东 ◎ 编著

中国财经出版传媒集团

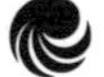
经济科学出版社
Economic Science Press

图书在版编目（CIP）数据

健康经济学 / 薛新东编著．-- 北京：经济科学出版社，2023.4

ISBN 978-7-5218-4697-3

Ⅰ.①健… Ⅱ.①薛… Ⅲ.①卫生经济学 Ⅳ.①R1-9

中国国家版本馆 CIP 数据核字（2023）第 067270 号

责任编辑：白留杰 杨晓莹
责任校对：蒋子明
责任印制：张佳裕

健康经济学

薛新东 编著

经济科学出版社出版、发行 新华书店经销

社址：北京市海淀区阜成路甲 28 号 邮编：100142

教材分社电话：010-88191309 发行部电话：010-88191522

网址：www.esp.com.cn

电子邮箱：bailiujie518@126.com

天猫网店：经济科学出版社旗舰店

网址：http://jjkxcbs.tmall.com

北京密兴印刷有限公司印装

710×1000 16 开 9.5 印张 150000 字

2023 年 7 月第 1 版 2023 年 7 月第 1 次印刷

ISBN 978-7-5218-4697-3 定价：38.00 元

（图书出现印装问题，本社负责调换。电话：010-88191545）

前　　言

健康是促进人的全面发展的必然要求，是经济社会发展的基础条件，也是民族昌盛和国家富强的重要标志。党的二十大报告提出，要“推进健康中国建设”“把保障人民健康放在优先发展的战略位置，完善人民健康促进政策”。随着我国进入全面建设社会主义现代化强国的新时代，人民群众对健康的需求日益增长。健康经济学作为一门新兴的学科分支，必将在健康中国建设中发挥重要作用。

本教材基于主流的经济学理论，对健康相关的问题进行经济学分析，以为读者提供一个系统、全面的框架，帮助他们理解健康经济学的基本概念和基本理论，启发读者进一步探索健康经济学的前沿研究。为实现这一目标，本教材主要关注以下七章内容：

第一章主要介绍健康对于个人、国家和社会的重要意义，介绍健康经济学的主要研究内容和研究方法。第二章主要介绍健康的测量和健康的决定因素。第三章分析医疗保险市场的市场失灵及解决思路。第四章分析人们对医疗服务的需求及其影响因素。第五章介绍医生的行为决策。第六章分析医院的行为决策。第七章介绍医疗技术评估的主要内容及其应用案例。

本教材每章都包含了对基本概念的介绍、理论模型的解释以及研究的最新进展，以帮助读者建立对健康经济学的初步认知。本教材定位于本科生教学，可用于社会医学与卫生事业管理专业和社会保障专业的必修或选修课教材。同时，对于经济学、公共卫生学、医学或其他相关领域的学生、研究人员以及从事医疗卫生管理、政策制定等领域的专业人士也具有一定的参考价值。

本教材的编写得到了经济科学出版社白留杰编辑的大力支持，在此深表感谢。中南财经政法大学郑坦、马艳、贾同洁、龚菲娜、吴芳敏、余倩等同学协助本人进行了大量的资料收集和整理工作，对她（他）们的辛勤工作一并致谢。

本教材定存在诸多不足之处，欢迎学界同仁批评指正。

薛新东

2023年7月

目录

Contents

> > > > > >

第一章　导论 …… 1

第一节　健康经济学的重要性 …… 1
第二节　健康经济学的研究内容 …… 4
第三节　健康经济学的研究方法 …… 5

第二章　健康的生产及决定因素 …… 8

第一节　健康的定义与测量 …… 8
第二节　健康需求理论：Grossman 模型 …… 11
第三节　健康的决定因素 …… 15
本章小结 …… 23
本章思考题 …… 24

第三章　医疗保险市场分析 …… 25

第一节　风险与保险 …… 25
第二节　医疗保险市场的供给与市场失灵 …… 30
第三节　医疗保险市场中的逆向选择 …… 33
第四节　医疗保险市场中的道德风险 …… 39
本章小结 …… 47
本章思考题 …… 47

第四章　医疗服务需求分析 …… 49

第一节　医疗服务需求的特点 …… 49
第二节　医疗服务需求的影响因素 …… 53
第三节　医疗服务需求的实证研究 …… 56
本章小结 …… 64
本章思考题 …… 65

第五章　医生行为分析 …… 66

第一节　医生的供给决策 …… 66
第二节　医生的道德风险 …… 78
第三节　医生的价格区分 …… 83
本章小结 …… 86
本章思考题 …… 86

第六章　医院行为分析 …… 87

第一节　医院的历史与类型 …… 87
第二节　医院的行为模型 …… 90
第三节　医院服务市场 …… 98
第四节　医院的监管 …… 102
本章小结 …… 106
本章思考题 …… 107

第七章　医疗技术评估 …… 108

第一节　医疗技术评估概述 …… 108
第二节　成本的测量 …… 115
第三节　健康产出的测量 …… 120
第四节　医疗技术评估的应用 …… 127
本章小结 …… 130
本章复习题 …… 131

参考文献 …… 132

第一章　导　　论

健康经济学是运用经济学理论和分析方法研究健康生产和医疗服务资源配置的学科，其目的是更好地理解健康与医疗领域的各种经济决策，设计科学有效的卫生政策，以实现医疗服务资源的最优配置。

本章将介绍健康经济学的重要性、研究内容和研究方法，带领读者初步走进健康经济学。

第一节　健康经济学的重要性

一、健康是个人生存和发展的前提和基础

健康是个人获得生存质量的重要前提。我们的物质生产活动都依赖于健康的体魄。诺贝尔经济学奖得主阿马蒂亚·森（Amartya Sen，1987）认为，健康是人们更好地参与社会经济、政治、文化等活动的前提条件。健康使人有能力和机会参加更多、更丰富的活动，改善个人的社会关系，丰富个人的精神世界，从而满足个人更高层次的社交需要和自我成就需要，实现个人的全面发展。

健康也是个人获得收入的重要基础。经济学家很早就认识到健康在增加个人收入中的重要作用（Mushkin，1962；Becker，1964）。作为一种人力资本，健康可以通过增加劳动力正常工作的时间，健康状况良好的人有更多的时间和精力投入工作，从而能够获得更高的收入（Grossman，1972）。

二、国民健康是一国经济增长的重要源泉

从人类发展的历史来看，一个国家的经济发展与国民健康状况的改善密不可分。诺贝尔经济学奖得主罗伯特·福格尔对英国经济增长史的研究表明，英国在1780~1979年这200年间的经济增长中，有1/3应归因于居民营养和健康水平的提高。迪顿（Deaton，2003）基于跨国数据的研究表明，一个国家的健康水平和经济发展呈现显著的正相关关系。随着一国国民健康水平的改善和预期寿命的提高，该国的经济增长速度更快。

国民健康是如何影响经济增长呢？美国哈佛大学公共卫生学家布鲁姆和坎宁（Bloom and Canning，2000）从理论上分析了四种可能机制：第一，提高劳动生产力水平。在人口既定的情况下，一个国家的整体健康水平越高，劳动力所能投入的工作时间和精力也就越多，相应的劳动生产力就越高。第二，提高国民受教育水平。健康状况的改善增加了个人在教育上的投资收益，进而激励个人增加教育人力资本投资，提高国民整体受教育水平。而教育是一国经济增长的重要推动力。第三，增加一国的储蓄率。根据生命周期理论，人们总是在较长时间跨度内计划消费。当预期寿命延长时，人们将会增加储蓄以保证未来更长退休时期的消费，这会导致储蓄率的上升。储蓄率上升会带来投资增加，进而促进一国经济发展。第四，带来人口红利。健康状况的改善通常意味着婴儿和儿童死亡率的下降，这会降低家庭的生育需求，导致生育率的下降。人口增长率的下降和工作年龄人口比例的上升带来人口红利，促进一国的经济增长。

三、健康产业占GDP的比例不断攀升

健康是一种正常品[①]。随着社会发展和生活水平的提高，居民对健康及医疗保健产品的需求随之增加。因此，随着经济发展，健康产业占GDP的比例

---

① 如果商品的需求量和收入同方向变动，那么这种商品为正常品。关于正常品的介绍将在第五章详细展开。

将不断攀升。

近年来，中国健康产业呈现蓬勃发展的趋势，已成为国民经济的支柱产业。数据显示，到2016年年底，我国大健康产业增加值规模约为7.3万亿元，占GDP的比重为9.8%。随着我国人口老龄化程度的加深和“健康中国”战略的实施，一系列扶持健康产业发展的政策密集出台。可以预计，大量投资正加速涌入健康领域，健康企业数量、产品种类不断增多，健康产业的整体容量、涵盖领域、服务范围不断扩大，健康产业将会迎来更加快速的发展。

在西方发达国家，健康产业也成为国民经济的支柱产业。以美国为例，2020年，美国人均医疗费用支出为10202美元，医疗费用总支出为4.1万亿美元，占GDP比例为19.7%。美国从事医疗相关行业的雇员人数超过2000万人，医疗行业已成为美国最大的雇主。有研究预计，到2050年，美国医疗费用支出占GDP的比例将达到50%（Hall and Jones，2017）。

四、健康已成为社会各界关注的热点话题

从学术研究来看，有两个维度可以用来表现健康经济学的重要程度。

1. 每年获得健康经济学相关的博士学位数量迅速增加。

第一，健康经济学博士的增长使得许多学校、政府机构和研究机构增加了健康经济学家，提高健康经济学研究水平和政策制定能力。例如，1965～1994年，美国关于健康经济学的论文数量增加了15倍。相比之下，同一时期整个经济学领域的论文数量仅增加了2.5倍（Fuchs，1996）。发表在顶级期刊上的健康经济学论文也有类似的变化趋势，从1991～2008年完成的论文数量来看，健康经济学论文保持着快速的增长。

第二，以出版的书籍、论文、社论和媒体报道等指标来衡量，健康经济学研究快速发展。数据显示，1986～2008年，美国国家经济研究局（NBER）关于健康经济学的论文比例从1.2%增长到了12%。2010～2014年，美国国家经济研究局相关研究人员共发表健康经济学相关论文530篇，较前五年增长了36%。此外，健康经济学领域的专业期刊数量也有所增加。截至目前，有关健康经济学的专业期刊已达60余本。随着全球医疗保健服务实际支出的

增长以及公共卫生项目数量和规模的增加，预计专业期刊数量将会进一步增加。

2. 从政府制定政策来看，健康政策是世界各国政府关注的重点话题。

第一，在我国，“健康中国”战略已经上升为国家战略。党的十九大报告首次将“实施健康中国战略”纳入国家基本发展方针和战略之中。在如期全面建成小康社会、全面建设社会主义现代化国家的新阶段，更高的国民健康水平是美好生活需求的一部分。在这样的背景下，健康经济学可以为国家制定各项政策提供有效的理论支持，推动健康中国战略的顺利实施。

第二，在西方国家，与健康相关的话题已经成为社会关注的热点。在美国，健康经济学的期刊和论文数量浩若繁星，大批的学者很早就对健康的影响因素等热门话题展开了研究。在经济发展上，卫生部门占据了国内生产总值的1/6。

第二节　健康经济学的研究内容

健康经济学作为经济学的一个学科分支，与其他学科分支一样，以经济学的基本理论和方法为基础研究健康与医疗服务中相关主体的行为。其主要内容包括以下几个部分：

第一部分为健康的生产及决定因素，具体涉及三个方面内容：健康的定义与测量、格罗斯曼的健康需求理论，以及健康的决定因素。第二部分为医疗保险市场分析，包括：风险与保险、医疗保险市场的供给与市场失灵，以及医疗保险市场中的逆向选择和道德风险。第三部分为医疗服务需求分析，涵盖了：医疗服务需求的特点、医疗服务需求的影响因素和医疗服务需求的实证研究。第四部分为医生行为分析，具体分析了：医生的供给决策、医生的道德风险和医生的价格区分。第五部分为医院行为分析，涉及四个方面内容：医院的历史与类型、医院的行为模型、医院服务市场和医院的监管。第六部分为医疗技术评估，包括：医疗技术评估概述、成本的测量、健康产出的测量和医疗技术评估的应用举例。

健康经济学的主要研究内容如图 1 – 1 所示。

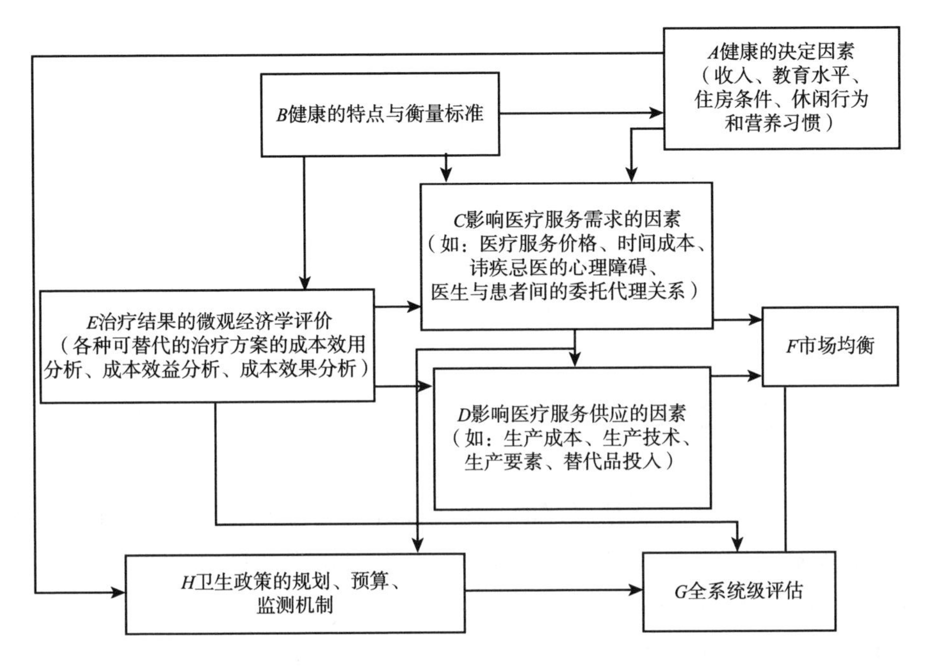

图 1 – 1　健康经济学的学科结构

资料来源：Maynard et al.（2000）.

第三节　健康经济学的研究方法

健康经济学的学习应关注两方面的内容：一是经济学的基本理论；二是实证研究的基本方法。

一、规范研究方法

健康经济学是以经济学的基本理论为基础，掌握以下基本理论是必不可少的：

消费者行为理论：研究在预算约束条件下，消费者的最优行为选择。

生产者行为理论：研究在给定的投入下，厂商如何实现利润最大化。

市场失灵理论：研究市场失灵的原因及其解决途径。

信息经济学理论：研究信息不对称所带来的逆向选择和道德风险。

博弈论：分析不同市场条件下，交易主体相互博弈的均衡结果及其影响。

行为经济学理论：基于有限理性和有限意志力理论，分析现实生活中个人的非理性行为（irrational behavior）。

项目评估理论：采用成本效果分析（CEA）、成本效用分析（CUA）和成本效益分析（CBA）等方法对医疗卫生服务中各种政策和方案进行评估，核算各自的收益和成本。

二、实证研究方法

在经济学研究中，实证研究的一个主要任务是检验现实与理论假设是否一致。健康经济学的实证研究方法主要采用的是微观计量的分析方法，其主要目的是进行因果推断（causal inference），以评估某一变量（X）变动对因变量（Y）的影响有多大。关于实证方法的介绍，读者可以参考伍德里奇的《计量经济学导论》以及安格里斯特等人所著的《基本无害的计量经济学》。

在实证研究中，基于数据来源的不同，可以把研究分成两类：

一是基于实验数据的研究。主要包括：

随机对照实验（randomized controlled experiment）。运用随机分组的方法，将样本分为对照组和实验组，对照组不受任何处理或只给予安慰剂，实验组接受处理，两组结果的差异就是实施处理带来的影响。这样的研究可以对因果关系做出令人信服的解释。美国兰德公司20世纪70年代所进行的兰德医疗保险实验[①]是人类有史以来第一个大型的医疗保险随机试验。在药物经济学领域，更严格的是双盲实验（randomized double-blind experiment），实验实施者不知道谁是实验组谁是对照组，而研究参与对象也并不清楚自己是否是实验者。双方都不清楚谁是实验组谁是对照组的实验，主要是为了规避人们心理作用所产生的偏差。

---

① 在兰德医疗保险实验中，实验实施者将几个不同的医疗保险方案随机分配给来自美国6个城市的2000个家庭，这些保险方案拥有不同的自付率。根据自付率的高低观察是否存在事后道德风险。

实地实验（field experiment）。实地实验是在真实的自然环境下所进行的，实验实施者操控一项或多项自变量，观察其对因变量产生的影响。受试者正常生活，甚至有可能不知道正在进行实验。

准实验或自然实验（quasi-experiment/natural experiment）。这种实验一般是指利用某时间点上某政策的实施，形成实验组和对照组，通过比较实验组和对照组结果的差异，便可以得出政策冲击带来的影响，以识别因果关系。

二是基于观察数据的研究。由于实验数据的收集成本较高，且也存在着外部效度不足的问题。现有文献的研究大多是基于观察数据（observational data）进行的。

观察数据的好处是，收集成本相对较低。但存在因果关系识别的难题。仅仅基于回归分析得出的结论只能反映出两个变量的相关关系而非因果关系。现有基于观察数据的识别策略主要有：

工具变量法（instrumental variable method）；

双重差分法（difference-in-difference approach）；

断点回归法（regression discontinuity design）。

每种方法都有自己的适用条件和潜在缺陷，研究者必须结合具体问题选择合适的方法。

第二章　健康的生产及决定因素

第一节　健康的定义与测量

一、健康的定义

健康是一个多维度的概念。狭义上，健康是指身体没有疾病或残疾。广义上，健康不仅是没有疾病或残疾，而且是个人生理、精神与社会能力的整体良好状态（WHO，1994）。因此，从广义上看，健康涉及三个关键的方面：身体健康、心理健康和良好的社会适应能力。

二、健康的测量指标

健康的测量经历了一个从狭义概念到广义概念的变迁。早期的测量指标大多关注生理学指标、人类学指标、发病率、患病率等；最近的测量指标则关注精神健康和生命质量等。

1. 生理学指标（biomarkers），是衡量健康状况的重要标准。这类指标被广泛应用于临床医学，是疾病诊断和开展后续治疗的重要依据。常见的生理指标包括体温、血压、心率等。日常体检报告所列举的指标大多属于生理学指标。

2. 人类学指标（anthropometrics），主要是 BMI（body mass index）指数①。

① $BMI=体重(kg)\div[身高(m)]^2$.

BMI 指数可以反映人的肥胖程度。临床上通常把 BMI≥25 和 BMI≥30 分别定义为超重和肥胖。肥胖是心血管疾病、糖尿病、癌症以及肌肉骨骼疾病等非传染性疾病的主要致病因素，已成为世界各国面临的重大公共卫生问题。

3. 发病率和患病率指标（incidence rate and morbidity）。发病率表示在一定时间内、某一人群中某种疾病新发生病例出现的频率。患病率是指某一时期内总人口中某种疾病所占比例。发病率和患病率可用来反映疾病对人群健康的影响，数值越高说明疾病对健康的影响越大。

4. 死亡率指标（mortality）。死亡率是衡量某一国家或地区人口总体健康状况的重要指标。死亡率通常以每年每千人死亡人数来表示。与死亡率相关的指标还包括人口预期寿命、婴儿死亡率等。

死亡率指标的优点是比较客观，但缺点是无法反映出生命质量。某一国家居民的死亡率低并不一定意味着这个国家居民的生命质量较好。人们经常经历的健康损失如慢性疾病或其他疾病（如疼痛、偏头痛、疲劳和抑郁症等）并不导致死亡，但极大影响生命质量。因此，健康的测量也需要关注生命质量。

5. 身体功能指标（physical function）。测量身体功能的主要指标是日常活动能力（activities of daily living，ADL）。实际调查中，可以通过询问被调查者以下问题来获取身体功能状况。如，CHARLS（2011）问卷中关于 ADL 包括以下 9 个问题：

您现在跑或慢跑 1 公里，有困难吗？

您现在走 1 公里，有困难吗？

您走 100 米，有困难吗？

您在椅子上坐时间久了再站起来，有困难吗？

您连续不停地爬几层楼，有困难吗？

您弯腰、屈膝或者下蹲，有困难吗？

您把手臂沿着肩向上伸展，有困难吗？（两个手都没困难才算没困难，否则就算有困难）

您提 10 斤重的东西，有困难吗？

您从桌上拿起一小枚硬币，有困难吗？

对以上 9 个问题，有以下选项供被调查者选择："没有困难""有困难但仍可以完成""有困难，需要帮助""无法完成"。研究者可以通过赋值的方式来衡量被调查者的日常活动能力状况。

6. 精神健康测量指标（CES－D）。CES－D 指标是由美国流行病学研究中心（center of epidemiological studies—depression）开发的量表。如，CHARLS（2011）问卷中关于 CES－D 包括以下 10 个问题：

我因一些小事而烦恼。

我在做事时很难集中精力。

我感到情绪低落。

我觉得做任何事都很费劲。

我对未来充满希望。

我感到害怕。

我的睡眠不好。

我很愉快。

我感到孤独。

我觉得我无法继续我的生活。

对以上 10 个问题，有 4 个选项供被调查者选择："很少或者根本没有（<1 天）""不太多（1～2 天）""有时或者说有一半的时间（3～4 天）""大多数的时间（5～7 天）"。同样，研究者可以通过赋值的方式来衡量被调查者的精神健康状况。

7. 综合自评健康（self-rated health），是让受调查者评价自己的健康状况。在调查中，通过询问"你如何评价您过去一个月的健康状况？"来获得。通常为受访者提供四个选项的选择：非常好、很好、一般、差。综合自评健康的好处是数据获取方便、直接。但由于主观自评指标，可能会存在着报告误差（misreporting error），且不同个人之间的自评健康不具有可比较性。

8. 生命质量指标（quality of life），包括 SF－36、QALY 和 DALY 等。

SF－36 全称是 36－Item short form survey instrument，是由美国兰德公司开

发的，用来测量生命质量的指标。共包括 36 个问题[①]。

QALY 是质量调整生命年（quality-adjusted life years）。QALY 是一种将生命的持续时间和生命质量的变化结合起来测量健康的指标。它以健康效用值作为生命质量权重调整后的生存年数，具体为某健康状态下生活的年数与该状态下健康效用值的乘积。例如，身体完全健康的一年等于 1 个质量调整生命年；死亡等于 0 个质量调整生命年；失明一年等于 0.5 个质量调整生命年；而尿失禁一年等于 0.75 个质量调整生命年，具体的分数大小根据患者对调查问卷的回答情况而定。目前，在临床试验和评价过程中，研究者基于不同的目的已经设计了一系列的健康描述系统（测量工具）来测量健康效用值。

DALY 是伤残调整生命年（disability-adjusted life years）。它是衡量疾病总体负担的指标，指从发病到死亡所损失的全部健康寿命年。DALY 由两部分组成，一部分是由于疾病或损伤使人提前死亡而损失的生命年，即寿命损失年（years of life lost，YLL）；另一部分是由于疾病或损伤的持续使人失去健康而损失的生命年，即伤残寿命损失年（years lost due to disability，YLD）。

第二节　健康需求理论：Grossman 模型

20 世纪 60 年代，经济学家已经认识到健康是人力资本的一个组成部分（Becker，1964）。然而，经济学家并未进行规范的理论分析。格罗斯曼（Grossman，1972）在贝克尔家庭生产理论的基础上首次对健康的需求进行分析，提出了健康需求理论[②]。

一、健康人力资本的特殊性

格罗斯曼认为，健康具有以下特点：

① SF－36 问卷详情参考：RAND 36 Item Short Form Health Survey SF－36（ahrq. gov）.

② 格罗斯曼（Grossman，1972）的论文是健康经济学领域最重要的两篇文献之一（另一篇是阿罗于 1963 年发表的论文）。关于健康需求的理论的发展历程与争论，请参考：Grossman，M.，(2022).

1. 健康是一种耐用资本品（durable capital good）。健康存量会随着时间而发生折旧，但可以通过健康投资来增加健康存量。

2. 健康主要是通过增加个人健康工作的天数来提高个人收入；而教育或培训等人力资本则是通过提高生产率来提高个人收入。

3. 健康具有二重价值：内在价值和工具价值。健康的内在价值表现在健康是一种消费品，可以提高个人的效用水平；健康的工具价值是指健康作为一种投资品，可以增加个人正常工作的天数来提高个人收入水平。

4. 个人对医疗服务的需求是对健康需求的派生需求（derived demand）。健康才是个人消费医疗服务的最终目的，医疗服务只是实现这一目的的手段或投入要素。

二、健康的生产

假设消费者从两种商品获得效用：健康（H）和其他商品（O）。其效用函数可以表示为：

$$U = U(H, O) \tag{2-1}$$

个人要想消费健康、获得正效用，就必须拥有健康。与其他物品不同的是，健康无法在市场上直接购买，只能通过个人自身的健康投资来生产。

作为资本品，健康是一种资本存量（stock）。当期的健康存量是由前一期健康投资和当期健康共同决定的，可以表示为：

$$H_t = H_{t-1} - d_t + I_t \tag{2-2}$$

式（2-2）表示，当期的健康存量等于上一期的健康存量（H_{t-1}）减去折旧（d_t）再加上当前的健康投资（I_t）。尽管像任何其他资本商品（如汽车或电脑）一样，健康状况会随时间贬值，但是个人也可以通过积极投资健康（例如锻炼或健康饮食）来增加自己的健康存量。

在 Grossman 模型中，健康投资 I 和其他商品 O 都通过家庭来生产，其生产函数分别表示为：

$$I_t = I(M_t, T_{Ht}, E_t) \tag{2-3}$$

$$O_t = O(X_t, T_{Ot}, E_t) \tag{2-4}$$

式（2－3）表示健康生产函数：消费者从市场购买医疗服务 M_t，加上自己从事健康投资所花费的时间 T_{Ht}来投资生产健康。E_t 表示生产效率。式（2－4）用来表示其他商品的生产函数：X_t 表示消费者用于生产消费品 O 所需的投入要素，T_{Ot}表示投入生产花费的时间。

消费者在生产健康和其他商品时，投入的资源是稀缺的，受到个人收入和时间的限制。

健康和其他商品生产的收入约束条件为：

$$P_m M + P_x X = T_w w \tag{2-5}$$

式（2－5）中，个人将他的收入（用时薪 w 和工作时间 T_w 的乘积表示）投入到健康和其他商品的购买上去。等式左边即投入要素的支出，用 M 和 X 各自的价格（P_m，P_x）和数量的乘积表示；等式右边表示个人的总收入。

生产的时间约束为：

$$T_t = T_{Ht} + T_{Ot} + T_{Wt} + T_{St} \tag{2-6}$$

式（2－6）中，个人总的时间 T_t 包括健康生产的时间 T_{Ht}、生产其他商品的时间 T_{Ot}、工作时间 T_{Wt}和生病时间 T_{St}。基于时间约束，我们也能够更清楚地了解个人在劳动、闲暇以及用于促进健康三类时间选择中的权衡。

格罗斯曼模型的主要目的是分析消费者如何进行最优的健康投资从而使自身效用最大化。消费者健康投资的最优条件为：健康投资的边际收益等于健康投资的边际成本。健康投资的边际收益包括两部分：健康作为消费品的收益和作为投资品的收益。健康投资的边际成本包括两部分：利率（投资的机会成本）和折旧率。格罗斯曼重点关注健康的纯投资模型，因为它可以从简单的分析中得到强有力的预测。

三、健康的投资决策

在格罗斯曼的纯投资模型中，利率 r 与折旧率 δ 是外生的，共同构成了健康投资的边际成本。健康投资的好处是健康投资的边际效率（MEC）。

1. 健康投资的边际效率（*MEC*）。健康资本投资的回报是延长生命时间或增加健康时间。图 2－1 中，消费者对健康资本的需求曲线 *MEC* 也被称为健康资本的边际效率曲线，表示单位健康资本投资对健康的边际贡献效率。

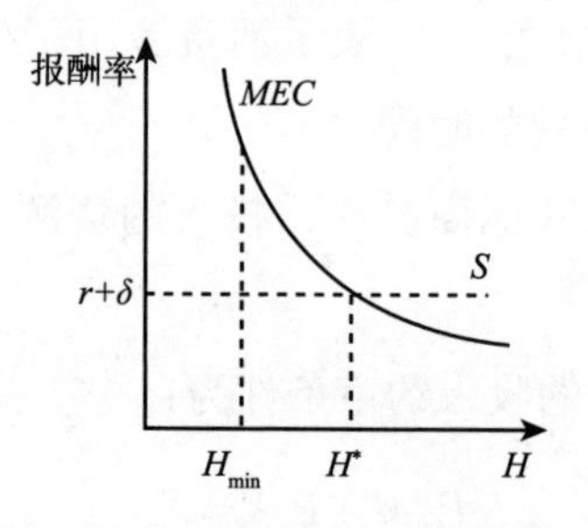

图 2－1　最优的健康投资决策

2. 健康投资的边际成本。健康投资有两种成本。一种是投资健康的机会成本，即利率 r；另一种是健康因衰老而折旧的成本 δ。资本边际成本等于实际利率 r 加上折旧率 δ 的总和，在图 2－1 中用曲线 S 表示。这条曲线表示健康资本的供给曲线。假设 r 和 δ 是固定的，供给曲线是一条水平线。

3. 健康的最优投资决策：投资的边际回报率等于资本成本。为了保证健康投资不比其他投资项目差，健康的报酬率必须至少为（$r+\delta$）。如果报酬率低于（$r+\delta$），那么折旧使得健康的实际报酬率小于 r，这样其他投资项目就更有吸引力。因此，其他投资项目的报酬率与折旧率之和（$r+\delta$），是健康资本的实际价格。因此，如图 2－1 所示，最优资本存量（资本投入）是资本成本等于资本边际效率（*MEC*）的数量：

$$MEC\text{（健康边际报酬率）}=r+\delta \tag{2-7}$$

MEC 曲线说明了与健康投资的价格（$r+\delta$）对应的最优健康资本水平。在这个价格水平上，个人选择的最优健康水平为 H^*。在 H^* 水平上，健康资本成本（$r+\delta$）等于健康投资的边际收益。

基于 Grossman 健康投资模型，可以预测变量变动对最优健康存量的影响。

（1）年龄。在 Grossman 模型中，健康资本的折旧率 δ，随着年龄的增长而增加。δ 的增加会导致 S 线向上移动。图 2－2 表明，在 Grossman 模型中随着 δ^* 上升到 δ^1，最优健康水平 H^* 将降低至 H^1。这意味着，随着年龄的增加，个人的最优健康存量减少了，健康状况变差。

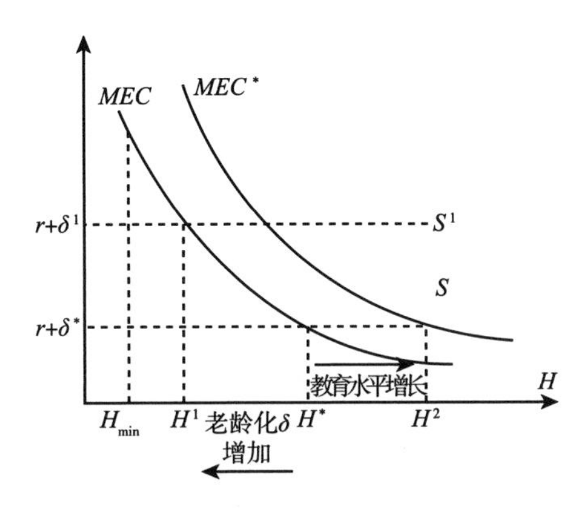

图 2－2　Grossman 模型预测

（2）工资率。个人工资率的增加意味着单位时间内个人获得更高的报酬，这会提高健康投资的边际效率。这会导致 *MEC* 曲线向右移动，可以看出，工资率增加后，个人的最优健康存量增加了，健康状况变好。

（3）教育。根据 Grossman 模型，受过更高程度教育的人应该更健康。一个受教育程度更高的人拥有更多的健康知识，其生产健康的效率更高。例如，在图 2－2 中，*MEC* 曲线会向右移动至 MEC^*，最优健康水平 H^* 将增加至 H^2。

需要指出的是，格罗斯曼模型关于三个外生变量对最优健康存量的分析，其最大的用处是为实证研究提供了理论基础。格罗斯曼模型隐含的假设是，上述三个因素对健康存在因果影响。例如，收入水平或受教育水平的提升会导致健康状况变好。但这些预测是否成立，则必须依靠实证研究来回答。

第三节　健康的决定因素

世界卫生组织明确指出，健康的决定因素主要包括四个方面（见图 2－3）。按对个人健康的影响程度来划分①，最主要的是生活方式，如饮食、体育锻

① 王东进（2016）指出个人健康的 60% 取决于生活方式；15% 取决于基因；17% 取决于环境；8% 取决于医疗服务。

炼、吸烟等；其次是环境因素，包括自然环境（如工作条件、环境污染等）和社会环境（如文化规范和社会等级地位等）；三是基因（遗传因素）；四是医疗服务。

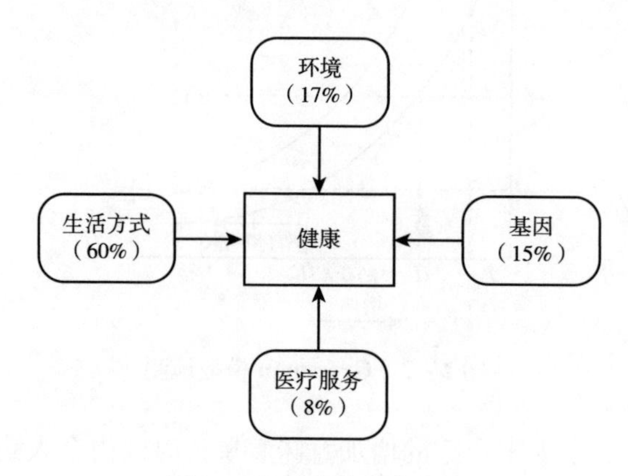

图2-3　健康的决定因素

一、生活方式与健康

生活方式是影响健康最具决定性的因素。生活方式包括饮食、体育锻炼、吸烟、饮酒等因素。温加德等（Wingard et al.，1982）基于美国阿拉米达县的研究发现，经常保持“戒烟、经常运动、保持体重、睡眠7~8个小时以及限制饮酒”等生活方式的人，其健康状况通常较好，活得更久。

☞ **专栏:《双城记》**

在福克斯（Fuchs，1974）的研究中，他选择了犹他州和内华达州来研究影响健康的因素。尽管两个州地理位置邻近，人口稀少，有着相同的沙漠气候（因此，可以忽略自然环境对健康的影响），但死亡率却大不相同。1970年，内华达州的婴儿死亡率超过犹他州42%（男孩）和35%（女孩）（见表2-1，A部分）。在40~49岁年龄组，内华达的相对死亡率更高，男性为54%；女性为69%。在30~39岁的男性群体中，因肝硬化和肺癌（呼吸道恶性肿瘤）造成的死亡率，内华达州几乎是犹他州的7倍（见表2-1，B部分）。因为内华达州和犹他州的医生和其他卫生工作者数量的密度相当（表2-1，C部分的变量1和2），因此这种差异也不可能是内华达州医疗服务供应不足的结果。

考虑到经济因素，内华达州的收入中位数（变量3）确实比犹他州高16%。根据研究所提供的弹性估计数，这可使死亡率提高1.6个百分点，最多可达2.9%，因此，这不足以解释内华达和犹他州之间的差异。最后，两个州的教育年限是相同的（变量4），两个州的居民都表现出同样的生活在农村的偏好（变量5）。

表2-1　内华达州和犹他州的死亡率和一些可能的决定因素（1970年）

项目	性别	年龄分组						
		<1	1~9	20~29	30~39	40~49	50~59	60~69
A 内华达州死亡率（犹他州=100）	男	142	116	144	137	154	138	126
	女	135	126	142	148	169	128	117
B 肝硬化和肺癌导致的死亡率（犹他州=100）	男				690	211	306	217
	女				543	396	305	327
C 死亡率的可能决定因素							内华达州	犹他州
1. 每一万人口居民的医生数							11.3	13.8
2. 每一万人口居民中的非医生人数							161.0	180.0
3. 人均收入的中位数（美元）							10942	9356
4. 受教育年限的中位数							12.4	12.5
5. 农村人口的百分比（%）							19.1	19.4
6. 出生在同一州的20岁以上人口的百分比（%）							10.0	63.0
7. 1970年和1965年居住相同地点的5岁以上儿童所占百分比（%）							36.0	54.0

续表

项目	性别	年龄分组						
		<1	1~9	20~29	30~39	40~49	50~59	60~69
8. 35~64岁的单身、分居或再婚人口百分比（%）							47.4	25.5

资料来源：Fuchs（1974）.

福克斯进一步分析发现，生活方式的差异可能是两个州死亡率不同的原因。一直到20世纪70年代，内华达州长期以移民潮为显著特征，出生在内华达州的成年人比例仅为10%，而犹他州为63%（参见变量6）。居住5年后，只有36%的内华达州人口仍然居住在同一个地方（变量7），而几乎一半的35~64岁的男性维持单身、分居或再婚（变量8）。因此，内华达州的社会环境可能极不稳定。事实上，拉斯维加斯和里诺的赌场都是内华达州的城市，而邻近的犹他州则是摩门教徒强调禁欲的城市。总之，这一比较支持了生活方式和习惯可能比医疗保健对死亡率的影响更大的结论。

饮食与健康。不当饮食是导致肥胖和代谢性疾病的重要因素。孔淑娴和周维娜（Kong and Zhou，2021）研究发现，快餐店显著提高了超重/肥胖儿童的比例。格拉克纳（Gracner，2021）对墨西哥居民的研究发现，食品价格下降导致的高糖食品消费量的增加，提高肥胖、Ⅱ型糖尿病和高血压的患病率。WHO把红肉列为一级致癌物。与此对应的是，地中海式饮食、素食则对预防疾病有重要的作用。

运动与健康。长时间静坐（sendentary behavior）与癌症、糖尿病、高血压和肥胖等一系列疾病的发生密切相关，而坚持锻炼可以预防和缓解上述疾病（Owen et al.，2020）。李一敏等（Lee et al.，2012）研究发现，缺乏运动增加了患冠心病、糖尿病、乳腺癌和结肠癌的疾病风险，增加了6%~10%的相关疾病风险。比弗斯等（Beavers et al.，2014）开展了一项为期18个月的随机对照试验，结果显示，运动可以降低患心脏病和中风的风险，减少体重和身体脂肪。

吸烟、饮酒与健康。大量研究表明，吸烟与呼吸系统疾病、恶性肿瘤、心脑血管疾病、糖尿病的发生密切相关。《中国吸烟危害健康报告2020》指出，中国是世界上最大的烟草生产国和消费者。吸烟人群逾3亿人，另有约7.4亿不吸烟人群受到二手烟的危害。中国每年因吸烟引发的相关疾病所致死亡人数超过100万人。如果不加控制，预计到2030年将增至每年200万人，到2050年增至每年300万人。世界卫生组织的报告指出，全世界每年因吸烟死亡的人数高达600万人，其中吸烟者死亡约540万人。因二手烟暴露所造成的非吸烟者年死亡人数约为60万人。如果全球吸烟人数得不到控制，到2030年每年因吸烟死亡人数将达到800万人。

与吸烟不同的是，适量地饮酒对预防心脑血管疾病和认知功能下降有益。但过量饮酒对健康的影响是负面的。莱维特和波特（Levitt and Porter，2001）的研究表明，喝酒的司机发生致命性交通事故的概率是正常司机的8倍。过量饮酒还带来其他一系列后果。例如，饮酒的大学生学业成绩通常更差（Williams et al.，2003）。

如何减少人们吸烟和过度饮酒的行为呢？传统经济学倡导通过提高烟酒价格的方式（如征收、罚款）来减少人们的消费。但这一政策的实施效果存在争议。近年来，行为经济学理论对改变人们的不良健康行为提供了指导。具体可参考理塞勒和桑斯坦（Thaler and Sunstein，2018）撰写的《助推》。

二、环境与健康

1. 自然环境。人与自然是生命共同体。自然环境为人类提供了生命活动所需要的营养物质和生活、生产场所。自然环境具有非排他性和竞争性，因而属于公共资源（common resources）。自然环境很容易被过度开发和利用，产生严重的污染问题。环境污染具有很强的负外部性，其社会成本大于私人成本。环境污染不仅对生态系统造成直接的破坏和影响，也直接威胁公众健康。

范茂勇等（Fan et al.，2020）利用中国不同城市冬季供暖确切开始日期为断点，估计了冬季供暖对空气质量和健康的影响。他们发现，冬季供暖系统的开启使每周空气质量指数[①]增加了36%，人口死亡率增加了14%；张静（Zhang，2012）估计了水质量提升对中国居民健康的影响。研究发现，家庭使用自来水后，成人发病率下降了11%，体重身高比增加了0.835千克/米；儿童体重身高比和身高分别增加了0.446千克/米和0.962厘米。关于这一主题的更多研究，可以参考齐文和奈德尔（Zivin and Neidell，2013）的综述文章。

针对环境污染，经济学提供了两种思路：一是依据科斯定理（coase theorem），界定产权，消除非排他性。二是征收庇古税（pigovian tax），提高污染企业的成本或代价。

2. 社会环境，主要指个人所处的群体、社区、工作场所以及由此形成的邻里关系、社会规范。

（1）收入不平等与健康。低收入会带来生活压力、焦虑和倦怠。收入不平等对健康有显著的负面影响。例如，威尔金森和皮克特（Wilkinson and Pickett，2006；2010）的研究发现，较高程度的收入不平等可能会造成预期寿命减少、婴儿死亡率增高，艾滋病感染率和抑郁症发病率上升等问题。

（2）社会经济地位与健康。社会经济地位（socioeconomic status，SES）是个人相对于其他人的经济和社会地位的综合状况，通常包括收入水平、教育程度和职业类型。社会经济地位与个人健康密切相关。社会经济地位越高，健康状况越好。马尔莫（Marmot，1978）对伦敦公务员的社会地位与健康状况进行了研究（又称为“白厅研究”，whitehall study），发现职业等级与冠心病死亡率存在显著的关系，等级最低的公务员（如送信员），其冠心病死亡率是等级最高的公务员（管理人员）的3~6倍。之后，马尔莫（Marmot，1991）纳入了更多的公务员样本和更多的健康指标，研究发现，社会经济地位与健康的关系仍然是稳固的。雇用等级与一系列疾病（如咽痛、缺血性心脏病、慢性支气管炎）的发病率密切相关，雇用等级越高，这些疾病发生的概率越低。

（3）教育与健康。关于教育与健康的关系，理论上存在两种不同的观点。

① 空气质量指数越高，空气质量越差。

格罗斯曼（Grossman，1972）认为，教育与健康之间存在因果关系。教育可以提高健康生产的边际效率，进而能改善健康状况。福克斯（Fuchs，1980）认为，教育与健康之间可能不存在因果关系，它们共同受到第三个观察不到的因素的影响（unobserved heterogeneity）。例如，时间偏好（time preference）比较低的人，通常贴现率较低，对未来更加重视。因此其一方面重视对教育的投资；另一方面重视对健康的投资，从而导致教育和健康呈现相关关系而非因果关系。

在实证研究中，准确识别教育与健康之间的因果关系受到反向因果关系、遗漏变量等因素的影响。现有研究主要基于准自然实验的方法，利用教育政策的外生变动（如义务教育年限的实施）来识别教育对健康的因果影响，但研究的结论并不一致。薛新东等（Xue et al.，2021）对现有文献进行了荟萃分析。研究发现，虽然教育对健康存在统计学意义上的显著影响，但影响的经济效应非常小。

（4）社会资本与健康。社会资本通常被定义为"社会组织的某种特征，如信任、规范和网络，它们可以通过促进合作行动而提高社会效益（Putnam，1993）"。就健康而言，社会资本主要通过以下三种机制来改善健康状况（Folland，2008）：第一，社会资本可以形成有益的社会交往和相互信任的社会环境，从而降低个人面临的压力；第二，社会资本有助于个人获得更多关于健康行为和健康生产的信息，提高个人健康生产的效率；第三，社会参与和社会交往可以产生对自己和他人的责任感，从而降低健康危险行为发生的可能性。虽然目前大多数研究发现社会资本与健康存在密切的正相关关系，但识别他们之间的因果关系是困难的。关于这一主题的综述，可以参考福兰德和瑙恩伯格（Folland and Nauenberg，2018）以及薛新东等（Xue et al.，2020）的研究。

三、基因与健康

遗传学和现代医学的研究表明，基因与健康密切相关。缺陷型基因和基因突变会带来一系列疾病（见表2-2）。

表 2-2 基因突变与疾病

突变基因	疾病
TAF1	X 隐性遗传肌张力障碍帕金森综合征
CANA1C	双向情感障碍病
C4A，C4B	精神分裂症
SAMD12	癫痫病
XYLT1	Baratela-Scott 综合征
C90RF72	阿尔茨海默病

资料来源：Eichler（2019）.

需要注意的是，基因对健康的影响不是单向发生的，它和个人所处的环境之间存在着互动关系（gene-environment interaction）。金-科恩等（Kim-Cohen J et al.，2006）研究了儿童时期的成长环境对成年后健康的影响。作者发现，早期受虐待的儿童，更容易产生暴力基因，长大成年后出现更多的反社会行为，心理健康状况也更差。汤普森（Thompson，2017）研究了基因在哮喘病代际遗传中发挥的作用。作者分析了 2000 名被收养者和相似的直系血亲家庭的样本。结果发现，基因的重要性因社会经济地位的不同而存在很大差异。在高社会经济地位家庭，基因的作用较强；而在低社会经济家庭，基因的作用基本忽略不计。

四、医疗服务与健康

诸多医学史学者认为，医疗服务在人类健康改善中所起的作用非常小，甚至可以忽略不计。

医学史专家托马斯·麦基翁（Thomas McKeown，1976）研究了 18 世纪以来世界人口快速增长的主要原因。他认为，人口增长主要是由于死亡率（在当时，传染病是导致死亡的主要原因）下降造成的。有两个方面的原因：一是公共卫生环境（如水、街道卫生）的改善，切断了传染病的传播渠道；二是营养状况的改善提高了个人的免疫力。

在历史上，医疗服务是否真正降低了人类的死亡率？麦金利（McKinlay，

1977）的研究进一步发现，在获得有效的医疗干预之前，一些主要疾病（呼吸系统疾病、恶性传染性疾病等）的致死率已下降至相对较低的水平（见图2－4）。

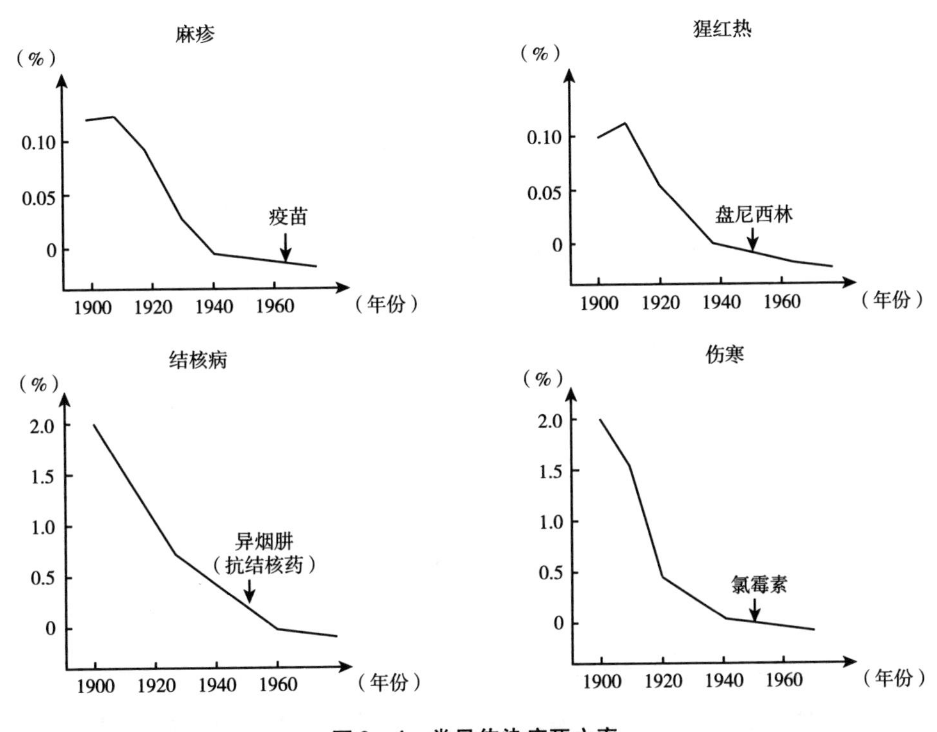

图2－4　常见传染病死亡率

最近的研究也表明，医疗服务对健康的影响非常小。20世纪70年代兰德医疗保险实验的结果表明，虽然不同医疗保险下，人们医疗服务利用数量存在显著差异。但这种差异并没有导致人们健康结果存在差异。基于美国俄勒冈州（OREGAN）医疗救助计划的研究表明（Baicker et al.，2013），受到医疗补助计划覆盖的低收入人群并没有在健康结果方面产生显著改善。

本章小结

健康是多维度的，个人的健康不仅指身体或生理的健康，也包括心理健康以及与所在的整个社会相适应的能力。科学的测量健康的方法，不仅被大量应用于医学实践，也为健康问题的研究提供了相对科学的指标。

格罗斯曼健康需求理论分析了人们如何做出最优的健康投资决策。格罗斯曼认为，个人不是健康的被动消费者，个人需要并产生健康。对医疗保健的需求是对健康的潜在需求的衍生需求。健康是一种双重物品。作为消费物品，健康直接进入了个人的效用函数；作为投资物品，健康能够增加人们的工作时间，从而挣得更多的收入。消费者进行健康投资的边际收益等于边际成本时，健康投资的数量是最优的。年龄、工资率和受教育程度的变化会影响最优健康资本存量。其中，年龄的增加会造成健康折旧，降低最优的健康资本存量；个人工资率和受教育程度的增加，提高了健康投资的边际效率，增加了最优的健康资本存量。

最后，本章探讨了生活方式、环境、基因、医疗服务这四种因素对健康的影响并介绍了相关的研究。

本章思考题

1. 根据 Grossman 健康需求理论，简述健康的特点。

2. 将健康视为资本的一种形式，持有健康资本的成本和收益（回报）是什么？

3. 教育如何影响 Grossman 模型中的最佳健康存量？分析教育与健康的因果关系的难点是什么？

4. 考虑你所在社区或城镇的环境健康问题，并讨论哪些干预措施可以减少其对健康的负面影响。

5. “医疗服务对历史上人口死亡率的下降没有起到重要作用，但这并不是说医学研究是不重要的。”请你解释这种观点。

第三章　医疗保险市场分析

本章分析医疗保险市场。首先从风险和不确定性出发，研究保险存在的必要性和保险带来的好处；其次，以福利经济学两大定理与帕累托最优为理论基础，以信息不对称为切入点，探究医疗保险市场失灵的原因和干预措施。最后，讨论信息不对称问题导致的两种市场失灵：第一类是逆向选择问题，它是由关于交易产品信息类型的信息不对称导致的；第二类是道德风险问题，它由代理人的行动不可观测导致的。

第一节　风险与保险

一、风险与不确定性

现实生活中的风险无处不在。如自然灾害、突发的疾病、经济损失等。个人一旦遭受风险事件，就会产生经济损失，降低个人的效用。

与风险相关的一个概念是不确定性。奈特（Knight，1921）指出，风险是指某一事件发生的概率是可以预知的；不确定性则是指某一事件发生的概率是不可预知的。基于这一区分，保险分散的是风险而不是不确定性[①]。

阿罗（Arrow，1963）认为，医疗领域存在大量的风险与不确定性，主要表现在以下方面：

---

① 为了分析方便，本书对风险和不确定性不做进一步的区分。

1. 疾病发生的不确定。个人不知道自己什么时候生病、生病后需要什么医疗服务以及需要多少医疗服务。

2. 治疗过程的不确定。由于个人异质性，即使对于同一种疾病，也不存在统一化、标准化的治疗方案。医生必须根据每个病人的具体情况辨证施治，这增加了治疗过程的复杂性和不确定性。

3. 治疗费用的不确定性。由于个人的患病情况和采取的治疗手段不尽相同，疾病治疗的费用也具有不确定性。

4. 治疗结果的不确定。疾病的康复就像疾病的发生一样难以预测，存在不确定性。

疾病风险会给个人带来经济上的损失。为了减少这种损失，必须找到分散风险的手段。其中，保险是一种重要的疾病风险分散机制。

二、风险态度与边际效用递减规律

理论上，个人对待风险的态度主要有三类：风险厌恶（risk-averse）、风险中性（risk-neutral）和风险偏好（risk-loving）。

图3－1和表3－1描述了个人对待风险的三种态度。现实生活中，大多数消费者都属于风险厌恶型。因此，我们着重来分析风险厌恶型的消费者。可以看出，风险厌恶型的消费者同时是边际效用递减型的消费者（diminishing marginal utility）。换句话说，如果一个人的边际效用是递减的，那么他就是风险厌恶型的。假设消费者的效用函数为 $U(I)$，不同风险类型的消费者其效用函数如表3－1所示。

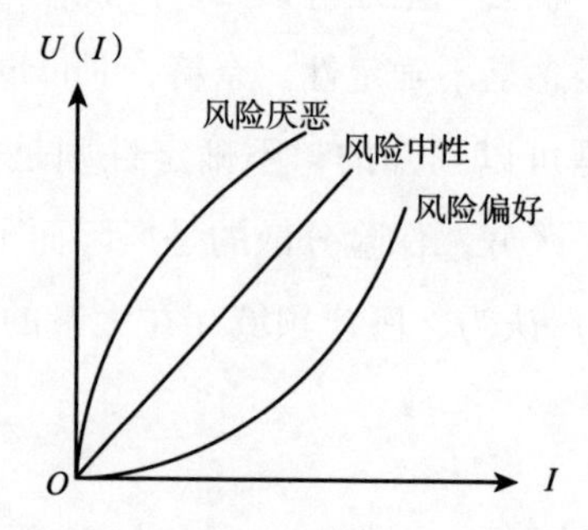

图3－1　个人对待风险的三种态度

表 3 -1　　不同风险类型的消费者的效用函数特征

风险类型	一阶导数［$U'(I)$］	二阶导数［$U''(I)$］
风险厌恶	>0	<0
风险中性	>0	=0
风险偏好	>0	>0

三、风险溢价

在保险市场，风险溢价（risk premium）是参加保险给投保人带来的好处。风险溢价解释了为什么人们会购买保险。我们举例说明风险溢价是如何产生的。

假设消费者的效用函数 $U=\sqrt{I}$（风险厌恶型的消费者）。他面临着疾病风险，已知其生病的概率为 5%。如果他保持健康，收入为 90000 元；如果生病，他的收入为 40000 元。其生病的概率、收入和效用如表 3 -2 所示。

表 3 -2　　消费者面临疾病风险时的收入和效用情况

	概率	收入（元）	效用（单位）
健康	0.95	90000	300
生病	0.05	40000	200

为了找到投保给参保人带来的风险溢价。我们首先考虑消费者没有购买保险时，他的收入和效用情况：

在没有购买保险时，消费者面临着生病的风险，他的收入和效用是不确定的。我们用期望收入和期望效用来刻画其收入和效用状况①：

期望收入（expected income）$=0.95\times90000+0.05\times40000=87500$（元）

期望效用（expected utility）$=0.95\times300+0.05\times200=295$（单位）

① “期望”这一概念首先由约翰·冯·纽曼（John von Neumann）与奥斯卡·摩根斯坦（Oscar Morgenstern）提出，在 1944 年出版的《博弈论与经济行为》一书提出，用来刻画人们在面临不确定性情况下的收入和效用状况。

图 3-2 中，A 点表示消费者健康时的收入和效用；B 表示消费者生病时的收入和效用；C 点表示消费者的期望收入 87500 元和期望效用 295 单位。未购买保险时消费者的期望效用对应 C 点。

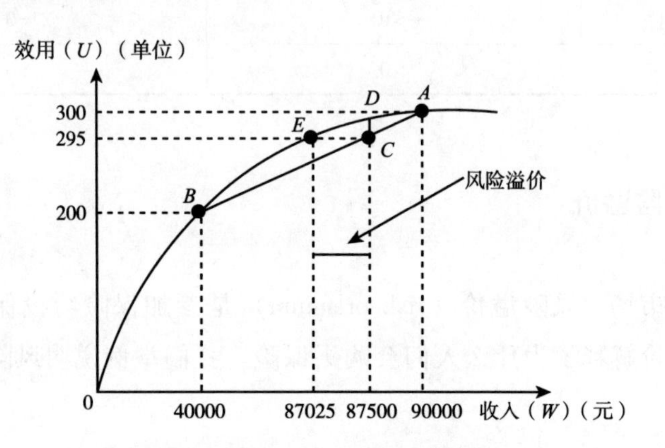

图 3-2　保险所带来的风险溢价

现在考虑消费者购买保险的情况。假定消费者对疾病带来的损失 50000 元完全投保。保险公司向消费者收取精算公平保费（actuarially fair premium）[①]。这时，消费者支付的保费为：$0.05 \times 50000 = 2500$（元）。若消费者生病，由于向保险公司缴纳了保费，可以获得保险公司 50000 元的补偿。

消费者购买保险后，收入状态发生了变化，由没有购买保险时的不确定收入转化为购买保险后的确定性收入。具体而言，投保人生病时的收入为：$90000 - 2500 - 50000 + 50000 = 87500$（元）；健康时的收入为：$90000 - 2500 = 87500$（元）。所以，无论生病与否，其收入为确定的 87500 元。这是保险给参保人带来的好处，消除了收入上的不确定性。

在图 3-2 中，购买保险后消费者的效用为 D 点。可以看出，购买保险后的效用明显大于未购买保险的效用，消费者的效用增加了 CD 的长度。

由于效用非常难以度量，所以我们无法确切知道购买保险后增加的效用到底是多少。为了表示方便，可以将效用的增加量转化为对应的财富增加量。比较 C 点和 E 点可以发现，不购买保险的期望效用等于确定性收入 87025 元

① 精算公平保险又称为纯保费，保险公司按照预期损失来收取保费。在精算公平保费下，保险公司的预期利润为 0。

的效用。此时，87025 元被称为确定性等值（certainty equivalent），E 点也被称为确定性等值点。所以，购买保险后参保人相当于“赚了”475 元。这就是保险给参保人带来的风险溢价。

在现实的保险市场中，保险公司实际收取的保费一般是在精算公平保费的基础加上管理成本和利润等。保险市场的运行实际上是保险机构和投保人分割风险溢价的过程。保险费的高低取决于保险市场的竞争程度。如果保险公司处于垄断地位，保险公司收取的保费较高，消费者获得的风险溢价较低。反之亦然。如果投保人处于垄断地位（大公司团体参保），保险公司收取的保费就较低，参保人获取的风险溢价就高。

从图 3－2 可以看出，风险溢价的大小主要取决于以下因素：

第一，不确定性程度。不确定性程度越高，由此带来的风险溢价越大。当风险事件发生概率 P 等于 1/2 时，不确定性程度最高，此时参保所带来的风险溢价最大。

第二，损失大小。风险带来的损失越大，风险溢价也越大；反之则越小。即图中 BC 之间的距离增大，风险溢价增加。

第三，参保人的风险厌恶程度。厌恶程度越高，风险溢价也越大。厌恶程度可以用效用函数的弯曲程度来表示。厌恶程度越高，弯曲程度越高，CD 间距就越大，风险溢价也越大。

基于以上分析，在医疗保险市场，保大病带来的风险溢价大于保小病带来的风险溢价。这是因为，大病发生的不确定性程度高、带来的损失大，参保人对大病风险的厌恶程度高。

罗斯柴尔德和斯蒂格利茨（Rothschild and Stiglitz，1976）借助于无差异曲线和预算约束线，提出了另外一种刻画风险溢价的方法（见图 3－3）。基于上述例子，消费者面临疾病的概率是 0.05；健康的概率是 0.95。C 点代表的是消费者没有保险时的收入状态。由 C 点可知，消费者健康时的收入为 90000 元，生病时的收入为 40000 元，预期收入为 87500 元，带来的效用为 U_0，即 295 个效用单位。

OD 线是确定性收入线或完全保险线。此线上的任意一点，消费者生病和健康时的收入是一样的。U 是无差异曲线，反映的是可以带来同等效用的不

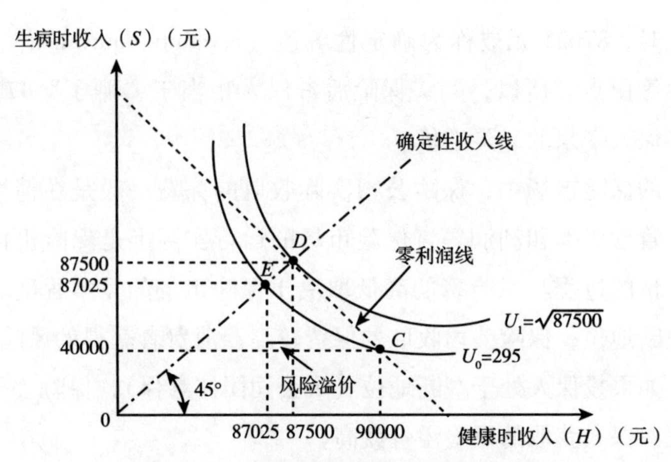

图 3-3　风险溢价的第二种表示方法

同收入水平组合。可以看出，在没有购买保险时，C 点和 E 点的效用是一样的，但 E 点的收入是确定性收入。此时，E 点也被称为确定性等值点。

假设保险机构是零利润，CD 是零利润线或预算约束线。此例中，投保人投保完全保险（当疾病发生时保险公司将赔偿投保人疾病发生的所有损失，即 50000 元），保险机构按照预期损失（$0.05\times50000+0.95\times0=2500$ 元）来收取保费。投保后，参保人的收入为确定性的 87500 元（D 点），效用为 U_1。与没有保险相比，参保后效用增加 ED，对应的收入增加即为保险带来的风险溢价，475 元。

第二节　医疗保险市场的供给与市场失灵

医疗保险的提供方式有两种：一种是通过市场机制提供，也就是商业医疗保险；另一种是政府主导来提供，也就是社会医疗保险。那么这两种保险模式的差异是什么？哪一种保险提供方式效率更高呢？这一节将对这些问题进行分析。

一、商业医疗保险与社会医疗保险的差异

商业医疗保险和社会医疗保险，在保障对象、功能、运作机理上存在相

似的地方。两种保险都有分散医疗风险的功能；都重在保障投保人的生命和身体健康，保障人民生活安定；都遵循“大数法则”或“平均数法则”。商业医疗保险与社会医疗保险也存在以下几方面的区别（王东进，2012）：

1. 性质不同。商业医疗保险遵循自愿原则，投保人和参保机构是自愿的契约关系；社会医疗保险是由国家立法规定，法律强制实施与组织的，对所有参保人“一视同仁”。

2. 保障的服务范围不同。商业医疗保险一般服务于更高水平更多样的医疗需求；社会医疗保险侧重于“保基本”。

3. 经营目标不同。商业医疗保险一般是为了追求利润最大化；社会医疗保险以社会价值为目标，主要是为了增进全民福祉，提升全民健康水平，维系社会安定。

4. 费率设定不同。商业医疗保险费率会根据投保人的健康冲击发生概率与所投保项目的不同实行差别对待；社会医疗保险费率是统一的。

5. 资金来源不同。商业医疗保险主要由雇主和个人缴纳；社会医疗保险资金一般来自税收、政府财政补贴、雇主和个人缴费。

6. 资金管理方式不同。商业医疗保险资金由保险机构自主管理，自主投资依法运营；社会医疗保险实行财政专户管理，按国家规定渠道投资运营。

7. 保险金给付原则不同。商业医疗保险的补偿待遇根据缴费高低来定，表现为“多投多保，少投少保”；社会医疗保险遵循权利与义务对等原则，履行同样的缴费义务，享受同样的保障待遇。

二、福利经济学的两大定理和帕累托最优

商业医疗保险与社会医疗保险相比，谁的提供效率更高呢？从理论上看，如果市场机制提供效率高，那么就不需要社会医疗保险了。那么社会医疗保险为什么会存在，其依据又是什么？福利经济学两大定理可以对它们的关系做出一个恰当分析。

经济学鼻祖亚当·斯密（Adam Smith，1776）在《国富论》中指出，市场机制像一只无形的手，能够使各种资源达到帕累托配置的最优状态。

帕累托最优（Pareto optimality）这一概念是以意大利经济学家维弗雷多·帕累托（Vilfredo Pareto）的名字命名的，他在关于经济效率和收入分配的研究中最早使用了这个概念。它是指这样一种最优状态：在一个交换经济中，如果不存在使得至少一个人的情况变好同时其他人不变糟的资源配置，那么当前资源配置就是帕累托最优的。与帕累托最优相关的一个概念是帕累托改进，它是指这样一种资源配置状态：能够使得至少一个人状态变好，而其他人不会变差，那么这个配置就是帕累托改进。

市场机制和帕累托最优是什么关系？福利经济学两大定理清楚地解释了两者之间的关系。福利经济学的第一定理认为：完全竞争的市场机制可以带来资源配置的帕累托最优[①]。因此，在不满足市场竞争机制的情况下，社会资源配置并不是最优的。

第一定理是在讨论社会效率，在给定每个人不同的初始禀赋下，完全竞争市场机制可以实现帕累托最优。

帕累托最优这一概念主要关注社会效率，没有涉及资源是如何在人群中分配的。如果资源分配不公，很可能会影响到效率，这就是效率和公平之间的权衡取舍。如果考虑到公平性，我们便引入了福利经济学第二定理：在给定合适的初始财富分配条件下，任何帕累托最优状态都可以通过市场机制实现。

福利经济学两大定理告诉我们，完全竞争的市场机制可以实现帕累托最优。

三、商业医疗保险市场的市场失灵与表现形式

福利经济学的两大定理解释了完全竞争市场机制与帕累托最优之间的关系。那么在满足完全竞争市场的条件下，医疗保险完全可以通过市场机制来实现，这样可以实现资源配置的帕累托最优，达到社会效率最大化。

但是，理想的完全竞争的市场条件要求比较严苛：第一，市场中有大量

① 帕累托最优有时候也被称为社会效率最大化，本书在此不对其做具体区分。

小规模买者和卖者，且他们在市场中所占比重极小，其任何行为都不能对市场产生影响；第二，市场上所有生产者生产的产品都是同质的，对消费者来说没有好坏之分；第三，市场中的所有生产要素均可自由流动；第四，完全信息。现实中的医疗保险市场很难满足这些条件，尤其是存在大量的信息不对称，这会导致医疗保险的市场失灵，突出表现为逆向选择和道德风险问题。这就需要政府干预来解决，于是社会医疗保险应运而生。

第三节　医疗保险市场中的逆向选择

一、逆向选择的产生

逆向选择理论是由2001年诺贝尔经济学奖得主乔治·阿克洛夫（George Akerlof，1970）提出的。他的论文《“柠檬”市场：产品质量不确定性与市场机制》奠定了这一理论的基础。阿克洛夫以二手车市场为例，分析了逆向选择的产生过程。与新车市场相比，二手车市场有几个显著特征：第一，买卖双方存在高度的信息不对称，卖主比买主掌握更多的二手车质量信息；第二，双方自愿交易，不存在强制性；第三，旧车的质量参差不齐。

为了分析方便，假定市场上有9辆二手车，每一辆二手车代表一个质量水平。如图3－4所示，对每一辆二手车，车主有一个保留价值。我们假定车主对质量为1的二手车保留价值为1万元；对质量1/2的二手车保留价值为1/2万元；质量为0的旧车车主保留价格为0万元。

保留价格（万元）	0	1/8	1/4	3/8	1/2	5/8	3/4	7/8	1
质量	0	1/8	1/4	3/8	1/2	5/8	3/4	7/8	1

图3－4　逆向选择的产生过程

一个关键假定是，潜在买方虽然不知道每一辆二手车的具体质量，但知道市场中二手车的平均质量。因此，在交易时，买方按照二手车市场的平均质量水平出价为1/2万元。这时，对于卖方来讲，将质量高于1/2的二手车撤出市场才不会亏本，所以市场上留下的都是质量小于1/2的二手车。如果买方也想到这一点，将会再次降低愿意购买的价格，如为1/4万元，此时质量高于1/4的二手车会再次退出市场。如果交易进行到下一轮，买方再次降低价格为1/8万元，质量高于1/8的二手车退出市场。再下一轮，二手车市场上，质量最差的二手车也未必能成交。因此，高质量的车根本进不去市场，市场上只有低质量的二手车存在。随着一轮又一轮的退出，买方愿意支付的价格越来越低，旧车市场越来越小，二手车质量越来越差，从而导致“劣币驱逐良币”现象。这样的情境被称为逆向选择，极端情况下将导致市场瓦解。

二、医疗保险市场上的逆向选择

在医疗保险市场，参保人和保险机构也存在明显的信息不对称。参保人更清楚自己的健康状况和潜在医疗消费，健康状况在平均水平之下的消费者更会选择购买保险来分散风险。而保险机构不能辨别参保人的健康状况，只能按照参保人的平均健康水平收取保费。倘若保险机构提高保费，那么健康状况较好的参保人更有可能会退出；而健康状况差的参保人继续参保，他们产生的医疗保健费用更大，保险公司面临的损失更多。而保险公司为了盈亏平衡，可能会进一步提高保费。此时认为患病概率低于此值的人不愿意再购买保险；健康状况更差的人依然会留在保险市场上。最终一轮一轮的逆选择，使健康状况好的投保人不断退出市场，只剩下健康最差的投保人，这就是医疗保险市场上的逆选择。

三、克服逆向选择的途径

从上文对二手车市场的特征分析，我们发现逆向选择主要取决于以下三个因素：信息不对称，投保人处于优势地位；双方自愿交易，可以自由进入或退出保险市场；产品质量不均一，投保人健康存在异质性。因此，其解决办法可从以下方面着手：

（一）经验评级

保险公司基于体检报告或健康信息为不同的风险群体设置不同的保险费，

对于风险高健康状况差的投保人收取更高保费，缩小交易双方信息不对称的程度。但是这种方式存在一定局限。首先获取适当信息的成本可能很高，而保险公司则将这种成本以保险费的形式转嫁给被保险人。其次，它可能会鼓励保险公司“挑选”投保人，只选择为低风险的人提供保险，这意味着高风险人群根本无法获得医疗保险。例如在英国，保险公司为有效鉴别哪些是高风险人群，使用基因检测，但是这种做法引起了巨大争议。

☞ 专栏：基因检测的争议

在医疗技术快速发展的时代，基因检测使得我们可以更早地认知到自己的疾病风险，但基因研究的进步也为制定公共政策带来了挑战。

2003 年，研究者称已经成功破译了人类基因组，绘制出 30000 多个人类基因图谱，对特定基因如何影响人类行为和疾病进行后续研究。那么，如果基因检测可以在疾病来袭的 10 或 20 年前诊断出自己是否患有老年痴呆症、心脏病或癌症的可能性，那么，谁可以获得这些基因信息呢？

如果保险公司获得基因信息，由于向易患疾病的人提供保险的代价更高，支付的赔款更多，那么那些风险大的人就会发现自己很难获得任何种类的保险。如果投保人获得基因信息，那么他们掌握了自己的患病风险，将会购买自己所需的任何保险，在疾病发生时保险公司更容易破产。

一方面，基因检测能够使保险机构更好地识别投保人的健康状况，从而缩小保险公司和投保人关于健康的信息不对称程度，减轻逆向选择的发生。另一方面，基因检测的成本比较高，而且仅仅用基因检测只能识别遗传类疾病，使用基因检测无法做到准确识别疾病风险，反而会造成伦理上的争议，成为保险公司歧视参保人的手段（保险公司选择参保人而不是参保人选择保险公司），这样一来会使得参保人处于劣势地位进而使逆向选择更强。他们会更偏向于不进行基因检测的公司，避免去做检测，但这样也减少了投保人对风险的早期识别和治疗。例如，肠癌的早期检测和诊断可以显著提高治疗成功的机会。但是，对于患肠癌的投保人来讲面临更高保费的概率更大，甚至有这样基因的人得不到保险的保障。

资料来源：Morris et al.（2017）.

（二）强制参保

因为保险是自愿交易的，所以投保人可以自由进入与退出，逆向选择的存在也是因为越来越多低风险的投保人退出了保险市场。社会保险以国家立法的方式强制全民参与。加强法治保障，强调依法参保、全民参保，是应对逆向选择最简单也最彻底的办法。强制性使风险低的投保人仍留在保险市场，强制实施的范围越大，解决逆向选择问题的效果就越好。

在强制医疗保险制度下，虽然减少了逆向选择的发生，但由于低风险人群实际上补贴了高风险人群的医疗保险支出，也会造成福利损失。

（三）信号发送

信号发送是由斯宾塞（Spence，1973）在《市场信号：雇佣过程中的信号传递》论文中提出的概念，他认为教育投资是向劳动力市场发送信号的一种手段。在劳动力市场中，一流大学的学历更容易获得雇主青睐，因为一般高学历者都具有高能力，高能力者向雇主发送的信号（学历）一般是低能力者难以模仿的。信号发送是信息优势方先行动。

在保险市场中，具有信息优势的一方，即投保人，可以通过发送自己的体检报告、家族病史等信息向保险公司表明自己的健康状况，以期获得医疗保险。

在二手车市场上，具有信息优势的一方，即卖方，可以通过发送二手车维修记录或提供定期检查等信息向买方证明车的质量。

（四）信号甄别

罗斯柴尔德和斯蒂格利茨（Rothschild and Stiglitz，1976）进一步发展了阿克洛夫（Akerlof，1970）、斯宾塞（Spence，1973；1974）的研究成果，提出通过一定合同的安排，缺乏信息的一方可以将另一方的真实信息甄别（筛选）出来，实现有效率的市场均衡。信息甄别是信息劣势方通过机制设计分离不同类型的人，使信息优势方对号入座。这样的保险合同设计原则是，尽管保险公司不知道投保人的类型，但保险公司可以针对不同类型的潜在投保人制定不同的保险合同，从而投保人根据自己的风险特征选择一个保险合同。信号甄别是信息劣势方先行动。

在保险市场中，具有信息劣势的一方，即保险公司，可以通过机制设置来鉴定投保人的健康状况。如保险公司将营业地点设在楼层较高的写字楼里，且写字楼没有电梯，那么可以爬那么高楼层去参保的人一般来讲健康状况更好，发生健康冲击的概率更小。

在二手车市场中，具有劣势的一方，即买方，可以通过雇用汽车检修师等手段在购买车辆前检验其质量。

四、医疗保险逆向选择的实证研究

逆向选择取决于顾客在健康风险上的信息优势以及如何利用这种信息优势。在现实的医疗保险市场上，确实很多实证研究发现了保险市场的逆向选择。

兰德医疗保险实验[①]证实了人们可以利用自己的信息优势。在实验中，不同补偿程度的医疗保险方案被随机分配给受试者，受试者需要估计自己下一年度的医疗费用，以及报告他们购买（假想）补充保险合同的需求（因为前面随机分配的不同补偿程度的保险方案未必满足受试者的需求）。马奎斯和菲尔普斯（Marquis and Phelps，1987）研究结果表明，预期费用高的受试者更愿意购买补充医疗保险，而且他们下一年度医疗费用也更高。受试者更了解自己的健康信息，为自己投保了更合适的保险需求，也较准确地预测了自己未来的医疗费用。

哈佛大学健康经济学家卡特勒（Cutler，1998）研究了哈佛大学员工健康保险结构的变化，发现了现实生活中死亡螺旋的证据（见图3－5）。哈佛大学为全职雇员提供了低成本低保障的HMO计划或高成本高保障的PPO计划。1994年，哈佛大学减少了雇员福利预算，管理方被迫减少了1995年对PPO参保者的补贴。在1994年，PPO的保险费比HMO仅多出361美元。但是到了1995年，这一数字上升到731美元。补贴减少使得几百人离开了PPO计划转投HMO计划。显然退出PPO计划的雇员不是随机的，尽管PPO的保费上升了，但是预测自己健康状况更差、医疗费用更高的雇员仍有可能留在PPO。

① 关于该实验的详细研究，将会在第四章进行介绍。

这样一来，PPO 保险池中的雇员健康状况变差了，PPO 在每个顾客身上的赔款更高。保险公司又立即提高了 1996 年 PPO 的保费，PPO 的保费已经比 HMO 计划高出了 1414 美元，新一轮的逆向选择又开始了。这次仍留在 PPO 计划中的雇员，年龄更大，健康风险更高。到了 1997 年，只有健康风险最高的雇员还留在 PPO 计划中，哈佛大学最终也被迫放弃了 PPO 计划。

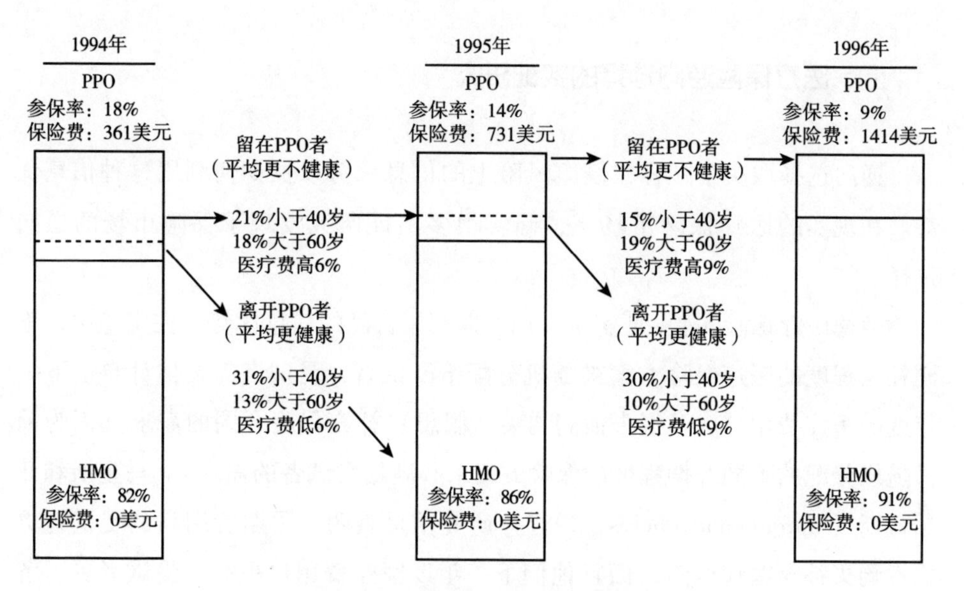

图 3-5　逆选择导致的死亡螺旋

资料来源：Cutler and Zeckhauser（1998）.

但是，有些研究发现逆向选择在医疗保险市场并不存在。市场逆向选择的程度取决于消费者和保险公司之间的信息不对称程度。但在医疗保险领域，逆向选择并非普遍存在。越来越多的国内外学者研究发现，医疗保险市场存在着正向选择。“正选择”的思想最早是由海明威（Hemenway，1990）提出来的，从风险大小和风险厌恶程度两个维度来讨论投保人。医疗保险的正向选择指的是：风险较低的人比风险较高的人更有可能购买保险或购买更完整的保险。这可能是因为风险较低的人更厌恶风险，更富有，或者更能理解保险的好处。

卡登和亨德尔（Cardon and Hendel，2001）的研究发现，有保险的人比没有保险的人多花了大约 50% 的医疗保健费用。虽然这样的花费差距似乎是支持逆向选择存在的证据，但学者也认为有可能是其他原因：首先，有保险的人其实际医疗费用更低，购买保险会更鼓励投保人消费额外的医疗产品（即道德风险，下一节将会详细阐述）；其次，感知身体健康状况更差或年龄更大的人会购买保险，未购买保险的人一般对自己的健康比较自信，消费的医疗保健也更少，所以消费差距也许是因为投保人和未投保人不同的身体健康特征导致的。

方汉明等（Fang et al.，2008）的研究发现，在美国老年人保险计划（medicare）的参保者中，健康状况更好的人更愿意购买老年人补充医疗保险（medigap），且购买补充保险的老年人比未购买补充保险的老年人平均每年少花费 4000 美元。这可能是因为购买补充医疗保险的老年人风险厌恶程度更高，认知能力更高，更加注重管理健康水平等。

芬克尔斯坦和麦克加里（Finkelstein and McGarry，2006）对美国长期护理保险市场的研究发现，参加长期护理保险的人其真实死亡风险并不高，即保险范围和风险发生之间没有显著的正相关关系。尽管长期护理保险的参保人大致知道自己死于护理院的可能性，比保险公司更具有信息优势，但恰恰是死亡概率低的人更愿意参加长期护理保险。作者认为长期护理保险的这种情况是由于参保人的风险类型不同导致的，即参加长期护理保险的人更厌恶风险，注重维护自己的健康。

第四节　医疗保险市场中的道德风险

一、道德风险的产生

“道德风险”这一概念最早来源于 19 世纪的保险业。这一术语最初是用来区分导致火灾的自然灾害（如雷击）和道德风险（如个人疏忽）。道德风险，指的是当委托人和代理人利益不一致时，代理人在追求自身最大利益的过程中做出了有损委托人利益的行为。在保险市场，道德风险泛指所有由于保险覆盖而导致的参保人行为的改变，这样的行为改变损害了保险机构的利益。因此，道德风险也可以称为“隐藏行为”（hidden action）问题。需要指出的是，道德风险是一个经济学概念而非伦理学概念。

在医疗保险市场，道德风险包括参保人的道德风险和医生的道德风险。参保人的道德风险是指保险合同签订后，参保人会改变健康行为，从而增加了风险事件发生的概率或多消费医疗服务。医生的道德风险是指医生利用其信息优势为了谋求经济收益做出的伤害患者利益的行为，如大处方、滥开检查单等。本节主要分析患者的道德风险，医生的道德风险将在第五章介绍。

二、道德风险的主要类型

（一）事前道德风险

事前道德风险（ex ante moral hazard）是指在风险事件发生前参保人个人的行为改变。以医疗保险为例，事先道德风险是指参保人参加保险后放松对自己健康的维护，这样的例子包括吸烟、酗酒、不接种疫苗、参加危险的体育运动等，进而提高了风险事件发生的概率。埃尔利希和贝克尔（Ehrlich and Becker，1972）的理论分析表明，医疗保险降低了参保人维护自己健康的努力，这是因为保险覆盖了由于不良健康行为带来的疾病损失，因此参保人避免不良健康行为的激励下降了。

（二）事后道德风险

事后道德风险（ex post moral hazard）指保险事件发生后参保人个人行为的改变。以医疗保险为例，在生病（保险事故发生）后，由于医疗保险报销部分或全部费用，参保人面临的实际支付价格下降了，因此会过多消费医疗服务或消费更昂贵的医疗服务，使得医疗服务费用增加。这样的例子包括：当膝盖发生损伤时，选择更昂贵的药物而不是便宜的治疗方案。这种由价格扭曲引起的行为变化被称为事后道德风险。道德风险主要是指事后道德风险。

三、道德风险的福利损失

当保险公司为道德风险引起的额外治疗买单时，福利损失就出现了。然而，保险公司并不会全部承担这些损失，否则的话自己就破产了。相反，这些额外费用会被转嫁给统一保险池中的所有被保险人。保险池中的任何道德风险，都会导致保险池中每个人的保险费有略微的上升。在实践中，道德风险意味着人人都必须为他人的风险决策和医疗资源的过度消费买单。现在，我们具体用图示的方法来观察道德风险是如何造成社会损失的。

如图3－6所示，在没有保险的情况下，消费者支付的医疗服务单位价格为P_1，消费医疗服务数量为Q_1，A点是社会效率均衡点，也是站在社会角度看的最优点。在参加保险的情况下，消费者获得保险的补偿，实际成本下降。此时，消费者实际支付价格由P_1下降为P_2（这意味着每单位医疗服务，保险报销的费用为P_1-P_2），消费的医疗服务数量由Q_1增加为Q_2，B点是有保险之后的私人效率点。保险报销的医疗服务总费用为$ACBD$四边形区域的面积。其中，AEB区域为部分消费者所获得的消费者剩余；ABC区域为道德风险带来的社会福利净损失或无谓损失（deadweight loss）。

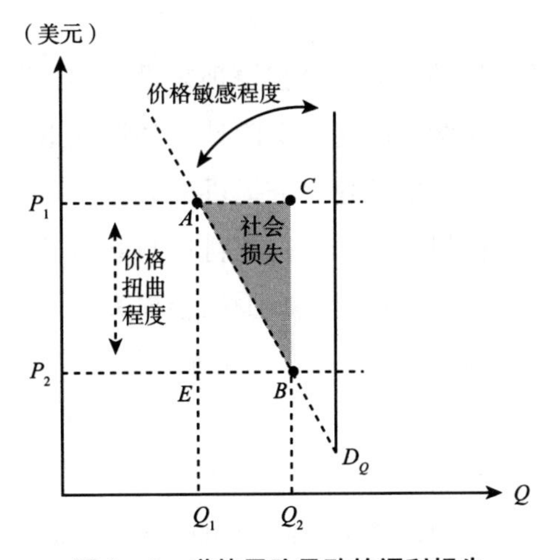

图3－6　道德风险导致的福利损失

从图3-6可以看出，社会福利损失的大小主要取决于两个因素：

1. 价格扭曲程度，即 P_1 与 P_2 之间的垂直距离。如果价格扭曲程度很小，即使需求曲线相对富有弹性，它引致的道德风险也会比较小。

2. 价格敏感程度，即需求曲线 D_Q 与垂线之间的夹角。对于缺乏弹性的需求曲线（陡峭的需求曲线），意味着夹角较小，社会损失较小；对于富有弹性的需求曲线（平缓的需求曲线），意味着夹角较大，社会损失较大。

四、克服道德风险的途径

道德风险带来的社会损失的程度取决于对价格的敏感程度以及保险造成的价格扭曲的程度，价格敏感性作为消费者需求函数的一个属性，保险公司无法改变，但保险公司可以设法降低价格扭曲程度，主要有以下三种办法：

（一）成本分摊：共付比与共付额

共付比是指参保人与保险公司按照一定的比例支付医疗费用。共付额指参保人为每次医疗事件支付一笔固定金额。两种保险条款都可以制约或限制一部分非必要的医疗需求，抑制“门诊挤住院”和“小病大养”这类道德风险。

共付比与共付额都是基于成本分担原理来设计的，即考虑到若保险公司提供了一个涵盖所有医疗费用的完整保险计划的情况下，每个消费者的医疗服务边际成本为零。此时只要医疗服务提供的效用为正，消费者就会消费医疗服务，导致严重的道德风险。在实行共付比与共付额后，增加消费者医疗服务的边际成本，会降低需求数量，减少社会损失。二者区别在于成本分担的方式不同，一个随比例变化；一个以固定额为标准。

（二）起付线

起付线也被称为免赔额，是指保险公司设定一个既定金额，低于这个金额的部分，保险公司不做补偿。起付线的设置，能够减少合同的完整性，降低患者从保险中获得的效用。起付线较低意味着更全面的保险，但也意味着更大的道德风险，所以低起付线的保单一般收取更高的保险费，从而限制道德风险。

在同一个保险单中，起付线和共付比可以一起使用。如图 3 -7 所示，某个保险合同规定的起付线为 C_1，超过起付线 C_1 但小于 C_2 的部分个人需自付 33%，超过 C_2 的灾难性医疗费用由保险公司全部报销。我们用自付费用与总医疗费用的比值表示自付率，在免赔额以下的费用由保险人自己承担，所以这个区间的斜率为 1。对于超过 C_1 但小于 C_2 的部分，保险人自付的比例为 0.33。最后，因为超过 C_2 的灾难性医疗费用由保险公司全部报销，所以斜率为 0。

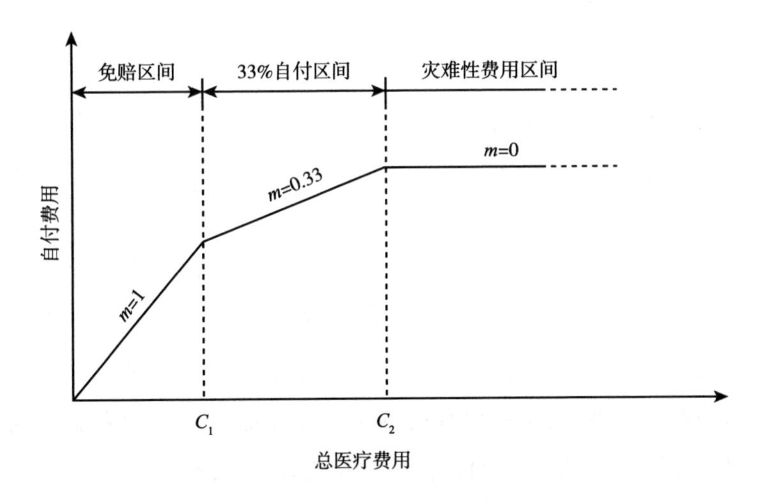

图 3 -7　起付线和共付比的共同使用

（三）监管和守门人制度

保险公司可以通过观察和引导被保险人采取预防措施，或监督被保险人的医疗消费行为来解决信息不对称问题。美国一家名为凯撒医疗的保险公司在网站上提供在线瑜伽课程、健康饮食提醒等鼓励保险人锻炼身体和保持健康。也有很多管理式医疗组织（managed care operation，MCO）使用守门人制度来抑制医疗费用。在守门人制度下，保险人的病情要先经过守门医生的评估，并由守门医生决定需要多少医疗服务。守门人制度可以降低很多不必要的医疗消费。不过，也可能会导致部分患者享受的医疗服务不足，未得到充分的医疗服务利用。

五、医疗保险领域道德风险的实证研究

在现实保险市场中，道德风险问题有多大呢？如果说保险公司的信息劣势其实比较小，或者投保人对价格的扭曲程度并不大，那么道德风险就是一个小问题，社会福利损失就比较小。

（一）事前道德风险实证研究

事前道德风险的实证研究存在一定困难，被保险人在参保前后的行为变化很难观测到，保险公司很难去实地监察记录投保人的行为。但是，也有一些研究，使用随机试验来确定医疗保险覆盖范围对行为的影响，确实找到了事前道德风险的可信证据。

基于兰德医疗保险实验的研究发现，参加免费计划（全额保险）和成本分担计划（部分保险）的参保者其健康行为存在差异。拥有全额保险的参保者因骨折或关节脱臼去医院就诊的可能性增加25%；因其他严重创伤就诊的可能性增加18%；因吸毒或酗酒住院的可能性增加35%。这些证据表明，参加完全免费计划后，参保人对自己健康的小心程度下降了。

需要注意的是，这个保险实验中用来验证事前道德风险的疾病状况是参保者骨折、有严重创伤或因吸毒、酗酒而住院。这些疾病是突发的，是需要立即治疗的，患者此时对医疗服务价格并不敏感，患病率的增加可以归因于投保人参保后更加不注重自己行为而产生的事前道德风险。事后道德风险更多的是指小病大治、即使并没有什么问题也要频繁看医生等额外浪费医疗服务的行为。

伊尔马等（Yilma et al.，2012）对加纳疟疾预防工作的研究发现，与没有医疗保险的家庭相比，有医疗保险的家庭在蚊帐中睡觉的可能性更小（疟疾主要由按蚊传播）。虽然参保家庭和未参保家庭因疟疾而遭受的痛苦程度是

一样的，但参保家庭因为有保险作保障，采取了更冒险的行为。

斯宾库奇（Spenkuch，2012）考察了墨西哥的全民医疗保险计划。由于预算约束，墨西哥只有几个少数试点城市的居民参保；其他城市居民没有参保。研究发现，参保者比未参保者接种流感疫苗或接受乳房 X 射线筛查的可能性更低，尽管参保者享受更低的医疗服务价格，但他们对预防医疗服务的投入并不大。原因可能是参保者生病后有保险作为托底，所以对自己的健康检查疏于关照；而未参保者在疾病发生后经济情况更糟糕，所以他们会加强事前预防。

还有研究发现，并非参加保险的人都会发生事前道德风险行为。库尔巴奇和库隆（Courbage and Coulon，2004）基于英国市民预防措施的研究发现，没有证据表明更多的医疗保险会导致个人的风险行为增加。与仅有公共保险的人相比，参加私人保险的人吸烟更少，参加体育活动更频繁。这表明事前道德风险在私人保险群体中不存在。当然，原因可能是选择私人保险的人大多是极度厌恶风险，更注重自己身体健康的人，所以希望用更多保险为自己作保障，更注意维护自己的身体状况。

（二）事后道德风险实证研究

事前道德风险是通常反映在个人的行为变化层面，较难观察。但事后道德风险可以通过比较不同保险保障水平的人的医疗服务消费差异来研究，实证研究相对容易。

在兰德医疗保险实验中，那些自付率较高的参保者，住院概率较低，非住院次数较少。自付率为 95% 的病人慢性门诊次数与完全免费的病人相比，慢性门诊次数低了 34%，急性门诊次数低了 37%，住院可能性低了 24%。[①] 俄勒冈医疗救助研究也提供了类似的证据：与未中奖者相比，中奖者在六个月期间去看门诊的可能性高出 6 个百分点，门诊次数平均增加 16%。

西托夫斯基（Scitovsky，1972；1976）发现，斯坦福大学为教职工提供的医疗保险也证明了事后道德风险的存在。斯坦福教职工去帕罗奥多医院看病

① 慢性门诊一般指患者因慢性疾病（如糖尿病、高血压等）而选择门诊服务；急性门诊指的是患者因突发的健康问题（如感冒、骨折等）而选择门诊服务。

（非住院）是免费的，但在 1967 年 4 月，校方增加了雇员医疗费用的自付率，雇员需自付 25%，他们形成了实验组。而控制组由那些在 1967 年加入斯坦福的雇员组成。与控制组相比，实验组看病次数降低了 24%。

也有研究并不支持事后道德风险的存在。埃尔德里奇（Eldridge，2010）考察了澳大利亚国民健康较差数据，分析拥有私人保险的人是否会更多地享受医疗服务。但是，研究发现尽管拥有私人保险的人可以获得额外的好处——私人病房或私人医生，但他们的住院时长与公立医院的病人并没有什么差距。其实在俄勒冈实验中，也有证据发现彩票中奖者和未中奖者在住院服务需求上的差异并不显著。对此的一种解释是：往往病情严重才更需要住院，住院经历也比较痛苦，所以病人对住院的价格敏感性低，一般都争取尽早出院。

（三）道德风险与收入效应的区分

前面谈到消费者在拥有保险之后，部分投保人会改变自己的行为，放松对健康的维护，消耗更多的医疗服务，形成了道德风险，这是健康保险的缺点。但保险设置的初衷是为了分散风险，使贫困的消费者也可以享受到医疗服务。消费者参保之后，自己面临的实际医疗服务价格降低，更有能力承担起手术或高额医疗费用，相当于参保者比之前变得更富有了，这是健康保险带来的一个好处——收入效应。

医疗服务利用的增量既有可能是因为道德风险，但也有可能是因为收入效应。假如某一消费者因为贫困，无法负担疾病的治疗费用而拖延病情，不去看病。现在由于参保后有医疗保险报销费用，能够负担起医疗费用，他/她会选择积极医治，因此消费了较多的医疗服务。尼曼（Nyman，2004）指出，这个医疗服务量的增加是过去未被满足的医疗需求的正常释放，并不能归因于道德风险。

在实证研究中，对道德风险和收入效应进行区分是非常困难的。收入效应的存在意味着现行的研究过高地估计了道德风险所带来的福利损失程度。如果考虑到收入效应带来的好处，实际的保险覆盖应更加慷慨，更好地惠及参保人。尼曼（Nyman，2004）的研究认为，医疗保险的收入效应是重要的，因此实际的保险合同应该更加足额。然而，也有研究认为，收入效应即使存在，其程度也比较小（Blomqvist，2001；Manning and Marquis，2001）。

本章小结

本章基于医疗保险市场展开分析。现实生活中风险无处不在，保险成为分散疾病风险的一种重要机制。首先，介绍个人对待风险的三种态度——风险厌恶、风险偏好、风险中性。基于风险的不确定性，对于风险厌恶型的消费者，投保可以给其带来好处，即由没有购买保险时的不确定收入转化为购买保险后的确定性收入，这就是保险给参保人带来的风险溢价。其次，从保险的两种提供方式入手，简述商业医疗保险和社会医疗保险的异同。他们在保障对象、功能、运作机理上存在相似的地方。但两者在性质、保障范围、经营目的、费率、资金来源、资金管理、保险金给付原则等存在差异。基于福利经济学两大定理和现实医疗保险市场的条件，表述商业医疗保险市场上存在失灵问题，肯定社会医疗保险存在的必要性。

对于医疗保险的市场失灵，突出表现为逆向选择和道德风险问题。最后，重点介绍了逆向选择和道德风险的产生问题、解决措施以及相关的实证研究。以二手车市场为例分析医疗保险市场上的逆向选择问题，通过实证研究证明医疗保险市场上逆向选择的存在，但是消费者如果十分厌恶风险，也会存在正向选择。道德风险也分为事前和事后道德风险，且都会导致福利损失，文中列举了一些道德风险的实证研究。需要注意的是，医疗服务利用的增量既有可能是因为道德风险，但也有可能是因为收入效应。

本章思考题

1. 现实生活中，人们赌博、买彩票，是否可以证明这些人是风险偏好型的消费者？

2. 为什么 $P=1/2$ 时，风险溢价最大？请尝试证明。

3. 图 3－3 中，可能的保险合同区间有哪些？

4. 正向选择是否也会带来福利损失？

5. 随着医疗技术的进步，基因检测可以准确预测未来个人所患的疾病和寿命。请运用所学理论分析：

（1）从保险机构和参保人的角度分别分析，基因检测技术对医疗保险市场可能产生的影响。

（2）你认为是否应该允许医疗保险机构使用基因检测技术或要求参保人提供基因检测结果？请说明理由。

第四章　医疗服务需求分析

第一节　医疗服务需求的特点

一、医疗服务需求的定义

医疗服务需求是指在一定时期内，在给定价格水平和预算约束条件下，消费者愿意并且能够购买的医疗服务的数量。医疗服务需求的形成有两个必要条件：一是消费者的购买意愿；二是消费者的支付能力。

与需求相关的一个概念是需要。在医疗领域，卫生服务需要是指消费者从自身的健康状况出发，在不考虑支付能力的情况下，所需要的医疗服务数量。

根据消费者需求理论，消费者对某种商品产生需求是因为这种商品能够给他带来一定的满足感，即消费者能够从这种商品的消费中获得效用。但是，消费者对医疗服务的需求与对其他商品的需求是不同的。人们从其他商品消费中可以直接地获得效用的增加，但从医疗服务消费中获得的是负效用。这是因为，人们消费医疗服务的过程往往是伴随着痛苦的，比如服药、打点滴、做手术等。但是，消费者为什么还需要医疗服务呢？一个关键的原因是消费者需要医疗服务并不是需要医疗服务本身，而是需要医疗服务所带来的健康状况改善。因此，人们对医疗服务的需求是对健康需求而产生的一种引致需求（derived demand）[①]。

二、医疗服务需求的特殊性

（一）不确定性

正如阿罗（Arrow，1963）在《不确定性与医疗保健的福利经济学》中指出那样，医疗服务市场普遍存在着不确定性。这种不确定性导致消费者对医疗服务需求也是不确定的。不确定性体现在医疗服务需求过程的各个方面。首先，疾病的发生具有不确定性；其次，疾病发生的严重程度也是不确定的；最后，治疗结果也存在不确定性。

（二）信息不对称

医疗服务市场的第二个重要特征是高度的信息不对称。上一章我们重点分析了信息不对称带来的两大问题：逆向选择和道德风险[②]。在医疗服务市场上，信息不对称带来的问题主要表现为道德风险，包括患者的道德风险和医生的道德风险。

（三）个体差异性

在医疗服务提供过程中，患者个体差异是巨大的。同一种疾病类型的患者，其临床表现、体征、生理指标等方面都可能不尽相同，这就要求医生必须因人而异提供个性化的治疗方案。

个体差异性是导致医疗服务成本不断攀升的主要原因。由于存在个体差异，医生无法向患者提供标准化的治疗方案，因此医疗服务没有办法进行大规模的标准化生产，这就会推高医疗服务的费用。

---

① 引致需求是阿尔弗雷德·马歇尔（Alfred Marshal）1890年在其《经济学原理》一书中首次提出的经济概念，是指对生产要素的需求，意味着它是由对该要素参与生产的产品的需求派生出来的，又称“派生需求”。在劳动力市场，厂商对劳动力的需求也是一种派生需求，厂商所需要的是劳动力所生产的产品。

② 逆向选择主要是保险市场的问题，道德风险主要是医疗服务市场的问题。

三、医疗服务需求的产生过程

医疗服务的需求是一个动态发展的过程。首先，医疗服务需求的起点是患者是否感到身体不适或生病。其次，生病后患者要决定是否接受治疗。如果患者接受治疗，那么就要选择接受什么样的医疗服务，选择什么样的医疗机构等，其过程如图 4－1 所示。

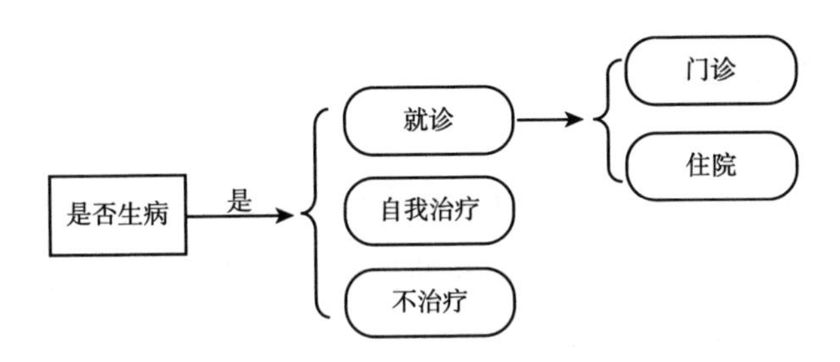

图 4－1　医疗服务需求产生流程

（一）是否生病

是否生病是患者医疗服务需求的起点。疾病的发生具有不确定性，是一个随机概率事件。

（二）生病后的选择

当患者生病，患者面临三个选择：不治疗、自我医疗、就诊。患者的行为选择与疾病的严重程度有关。一些诸如轻度感冒之类的疾病，患者很可能选择自我医疗，到药店自行购买药物进行治疗，甚至选择不治疗。当疾病较严重的时候，患者可能选择到医院就诊，接受医生的专业服务治疗。

（三）医疗服务需求的次数和费用

当患者生病后决定就诊时，就需要考虑医疗服务需求的强度和费用。若患者接受门诊治疗，医疗服务需求主要表现为门诊的次数和费用。若患者接受住院治疗，则医疗服务需求主要表现为住院的天数和费用。

分析医疗服务的需求过程对于相关的实证研究具有重要的指导意义。医疗服务需求的前两个阶段，是否生病和生病后的选择是由患者所做出来的。而一旦患者选择去看医生，那么医疗服务需求的次数和费用是由医生决定的。很明显，医疗服务的需求过程包含两个截然不同的决策阶段，前两个阶段由消费者占主导地位；后一个阶段是由医生占主导地位。那么，这就意味着研究医疗服务的需求应该使用两部分模型，分别刻画患者决策和医生决策的两个不同阶段。

四、医疗服务需求曲线

根据经济学需求规律，在其他因素既定的情况下，商品的需求量与价格存在着反向变动关系。即当某种商品的价格上升时，其需求量将减少；当某种商品的价格下降时，其需求量将增加。

消费者对医疗服务的需求也遵循经济学需求规律：医疗服务需求量和医疗服务价格反方向变动。随着医疗服务价格的上涨，其需求量将逐渐减少。其关系如图 4 -2 所示。

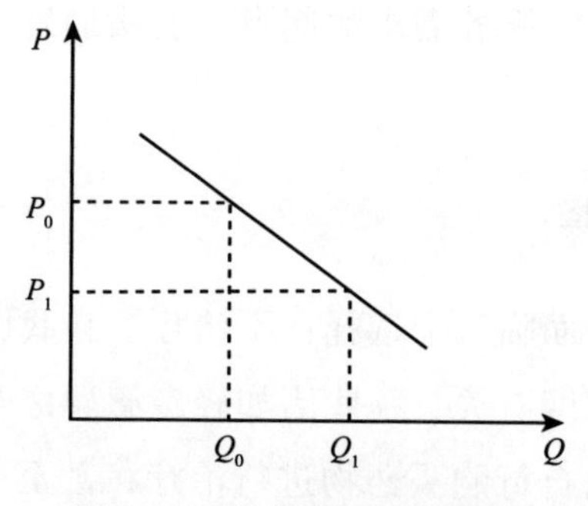

图 4 -2　医疗服务需求曲线

根据经济学理论，一种商品的价格发生变化，将对商品的需求量产生两种影响：一种是替代效应；另一种是收入效应。替代效应是指由商品价格变动所引起的商品相对价格的变动，进而由商品的相对价格变动所引起的商品需求量变动。收入效应是指由商品价格变动所引起的实际收入水平变动，进而由实际收入的变动所引起的商品需求量变动。

在医疗服务市场，当某种医疗服务价格下降时，意味着其他医疗服务的相对价格上升。根据替代效应，消费者对较低价格的医疗服务需求量将上升。同时，当某种医疗服务价格下降时，意味着人们的实际购买力相对增加，可以购买到更多的医疗服务，这是价格下降的收入效应。因此，在替代效应和收入效应的共同作用下，医疗服务的需求量和价格呈反向关系，医疗服务的需求量将随着价格的下降而上升。

第二节　医疗服务需求的影响因素

一、医疗服务价格

医疗服务价格是影响医疗服务需求的重要因素。我们用需求的价格弹性和交叉价格弹性来分析价格对医疗服务需求的影响。

（一）需求价格弹性

需求价格弹性衡量需求量对价格变动的反应程度，如式（4-1）所示。

$$\text{需求价格性} = \frac{\text{需求量变动百分比}}{\text{价格变动百分比}} \tag{4-1}$$

如果一种商品的需求量对价格变动的反应程度很大，就说明这种商品是富有弹性的。如果一种商品的需求量对价格变动的反应程度很小，就说明这种商品是缺乏弹性的。必需品的需求往往缺乏弹性，而奢侈品的需求往往富有弹性①。

在医疗服务市场，不同类型的医疗服务需求价格弹性是不一样的。门诊的需求价格弹性比较高；而住院服务的需求价格弹性比较低；还有一些类型的医疗服务，如整容医生、牙科医生的服务，需求的价格弹性更高。

---

① 当然，对于一个物品是必需品还是奢侈品并不取决于物品本身固有的性质，而取决于购买者的偏好。例如，如果是一个热衷于航海而不太关注自身健康的水手来说，游艇可能是需求缺乏弹性的必需品，而看病则是需求富有弹性的奢侈品。

分析不同类型的医疗服务的需求价格弹性对于医疗保险政策的设计具有重要指导意义。根据上一章对道德风险带来的福利损失的分析，如果某种医疗服务富有弹性，那么为这种服务提供保险覆盖所带来的福利损失较大；如果某种医疗服务缺乏弹性，那么为这种服务提供保险覆盖所带来的福利损失比较小。因为门诊的医疗服务需求价格弹性往往高于住院服务需求价格弹性，所以，医疗保险的重点应该是保住院服务；其次是门诊服务；最不应该保的是整容手术服务和牙科医生服务。

（二）交叉价格弹性

一种商品的需求量也会受到其他相关商品价格的影响。需求交叉价格弹性衡量一种商品需求量变动对另一种商品价格变动的反应程度，如式（4－2）所示。

$$\text{需求的交叉价格性}=\frac{\text{商品}A\text{的需求量变动百分比}}{\text{商品}B\text{的价格变动百分比}} \tag{4-2}$$

通过分析交叉价格弹性是正值还是负值，可以判断两种商品是互补品还是替代品。如果两种商品的交叉价格弹性大于0，则意味着一种商品的需求量将随着另一种商品价格的上升而上升，这两种商品是替代品；如果两种商品的交叉价格弹性小于0，则意味着一种商品的需求量将随着另一种商品价格的上升而下降，这两种商品是互补品；如果两种商品的交叉价格弹性等于0，则意味着这两种商品之间没有相关关系。

在医疗服务领域，可以通过需求交叉弹性分析某些类型的医疗服务是互补关系还是替代关系。比如说门诊服务和药店柜台药（OTC）是互补还是替代，医院门诊服务价格的提升对药店柜台药的需求产生什么样的影响。

医疗服务需求量也会受到其他相关医疗服务价格变化的影响。例如，为治疗心脏病，既可以服用降压药，也可以采用住院治疗。降压药和住院治疗是替代品，当降压药物价格下降，患者会增加降压药的购买，压缩住院需求。对眼镜的需求和验光师的服务很可能是高度互补的。通常情况下，个人在购买眼镜前要做一次眼睛检查。如果这两种商品在消费上是互补的，那么对验光服务的需求应该会随着眼镜价格的下降而增加。

二、收入

收入是影响医疗服务需求的另一个重要经济因素。需求收入弹性衡量需求量变动对收入变动的反应程度，如式（4－3）所示。

$$需求收入性=\frac{收入变动百分比}{需求量变动百分比} \quad (4-3)$$

通过分析需求收入弹性是正值还是负值，可以判断两种商品是正常品还是劣等品。如果商品的需求收入弹性大于0，即商品的需求量与收入同方向变化，那么该种商品为正常品；如果商品的需求收入弹性小于0，即商品的需求量与收入反方向变化，那么该种商品为劣等品。

如果医疗服务是一种正常品，随着收入的增加，人们对医疗服务的需求将会随着收入增加而增加；如果医疗服务是一种劣等品，随着人们收入的增加，人们对医疗服务的需求将会减少。

三、医疗保险的制度设计

医疗保险的报销政策会降低消费者购买医疗服务的实际支付价格，进而影响医疗服务需求。医疗保险的报销政策主要包括共付比、起付线、封顶线①等。

（一）共付比

共付比是指医疗消费中，消费者所承担的比例。共付比越高，消费者承担的医疗费用越高，消费者会减少对医疗服务的需求；反之共付比低，消费者承担的医疗费用较低，消费者增加对医疗服务的需求可能会增加。

（二）起付线

起付线是指医疗保险给消费者报销的最低费用额度，超过这个额度，保

① 共付比和起付线等在第三章也有介绍到，此处不再多加赘述。

险才对医疗费用进行报销。起付线越高，意味着消费者实际支付的医疗价格就越高，消费者会减少对医疗服务的需求；反之亦然。

起付线对于保险制度的正常运行具有重要意义。第一，起付线会降低医疗机构的管理成本；第二，起付线会约束患者的道德风险。

（三）封顶线

封顶线是指保险所给予患者报销的最高额度，当医疗费用超过这个额度，保险机构不予报销。那么封顶线设置得越高，患者实际支付的医疗费用价格就越低，患者会增加对医疗服务的需求。

四、时间成本

在接受医疗服务的过程中，时间成本是医疗服务总价格的一部分。医疗服务总价格不仅包括看病支付的费用，也包括路上交通往返的时间，看病等待的时间等。

时间成本对医疗服务需求也有重要影响，时间成本越高，个人对医疗服务的需求就越低。这可以解释为什么退休的老年人与年轻人相比，更愿意去看病。对于那些交通不便的偏远地区，看病的成本非常高，这减少了居民对医疗服务的需求，降低了医疗服务可及性。

第三节　医疗服务需求的实证研究

一、基于实验数据的实证研究

（一）兰德医疗保险实验

在医疗领域，医疗服务的需求价格弹性到底是多少，一直是一个富有争论的话题。虽然学者进行了诸多研究，但是并没有形成共识。为了回答这一问题，在20世纪70年代中期，美国联邦政府联合兰德公司启动了一项健康保险的随机对照试验，即兰德健康保险实验。兰德医疗保险实验是由纽豪斯（Newhouse）领导实施，旨在回答两个问题：一个是不同保险计划下，人们的医疗服务需求是否存在差异？另一个是不同保险计划对人们健康的影响是否存在差异？为了找到这些问题的答案，兰德公司采用随机实验的方法，从美国4个城市和2个农村①选取了约2000个家庭，共计5809位参与者，进行3~5年的实验研究。通过随机分组给不同的参与人分配不同的保险计划，观察他们的医疗服务需求和健康差异情况。

兰德医疗保险实验设计了五种不同的保险计划：第一种完全免费；第二种是自付率25%；第三种是自付率50%；第四种是自付率是95%；第五种保险计划是起付线计划。在每种保险计划下，参保人的最大支付金额为1000美元，如果参保人医疗支出超过这个限额，就由保险公司支付超出的部分。

兰德医疗保险实验的研究结果如表4-1、表4-2所示。表4-1呈现了兰德医疗保险实验中不同保险计划下参保人医疗服务的需求情况；表4-2呈现了不同保险计划参保人的健康差异情况。

表4-1　　兰德医疗保险实验中，不同保险计划下参保人的医疗服务的需求情况（1984年）

计划	门诊次数（次）②	门诊费用（美元）	是否住院	总费用③（美元）	使用任何医疗服务的可能性（%）
完全免费	4.55 (0.168)	340 (10.9)	0.128 (0.0070)	749 (39)	86.8 (0.817)
自付率25%	3.33 (0.190)	260 (14.70)	0.105 (0.0090)	634 (53)	78.8 (1.38)
自付率50%	3.03 (0.221)	224 (16.8)	0.092 (0.0116)	674 (144)	77.2 (2.26)
自付率95%	2.73 (0.177)	203 (12.0)	0.099 (0.0078)	518 (44.8)	67.7 (1.76)

① 选取的6个地区是：华盛顿州的西雅图、俄亥俄州的达顿、马萨诸塞州的菲奇堡和富兰克林县、南卡罗来纳州的查理斯敦和乔治顿县六个地区。

② 就诊次数不包括放射学、麻醉学或病理学服务。

③ 费用不包括牙科和心理服务费用。

续表

计划	门诊次数（次）②	门诊费用（美元）	是否住院	总费用③（美元）	使用任何医疗服务的可能性（%）
起付线	3.02 (0.171)	235 (11.9)	0.115 (0.0076)	608 (46)	72.3 (1.54)
χ^2	68.8	85.3	11.7	15.9	144.7
P 值	<0.0001	<0.0001	0.02	<0.0001	0.003

注：括号内为标准误。
资料来源：Manning et al.（1987）.

表 4－2　兰德医疗保险实验中，不同保险计划参保人的健康差异情况

条件	免费方案	成本分摊
FEVa1	95.0	94.8
舒张压（mm Hg）	78.0	78.8*
胆固醇（mg/dl）	203	202
葡萄糖（mg/dl）	94.7	94.2
甲状腺激素水平异常（占样本%）	2.4	1.7
血红蛋白（g/100ml）	14.5	14.5
功能性远视	2.4	2.5*
功能性远视	2.35	2.44*
慢性关节症状（占样本%）	30.0	31.6

注：FEV1 表示 1 秒钟的最大呼吸量；* 表示在 $p=5\%$ 的水平上与免费方案显著不同。
资料来源：Newhouse（1993）.

兰德医疗保险实验的主要结论如下：

1. 不同保险计划下人们的门诊服务需求存在显著差异，说明人们的门诊医疗服务需求对价格是敏感的。门诊次数随着自付率的上升而逐渐下降，门诊费用同样也有这个规律。

2. 不同保险计划下人们的住院服务需求并不存在显著差异。但这并不意味着住院服务对价格并不敏感。真实的原因是这与实验的设计有关。兰德公司为了留住参加实验的人群，规定了每种保险计划下个人自付费用最高金额为 1000 美元，而事实是 70% 的住院患者的费用已经超过了这个限额（Man-

ning，1987）。超过限额之后，费用完全由保险公司报销，所以导致不同保险计划下人们的住院服务需求并不存在显著差异。

3. 不同保险计划下人们的健康状况并不存在显著差异。对于健康指标，完全免费组和成本分摊组的健康情况并没有什么不同，只在血压、近视、远视三种指标上存在统计学上的差异。完全免费组通过保险计划，视力矫正情况得到改善。纽豪斯（Newhouse，1993）的研究进一步指出，血压上的差异主要体现在低收入和高风险参与人之间，低收入和高风险者通过保险利用了更多的服务，得到了饮食、用药方面的诸多指导，较好地控制了血压。

（二）俄勒冈州医疗救助试验

另外一个研究医疗保险对医疗服务需求影响的实验是俄勒冈州的医疗救助实验。

美国俄勒冈州在21世纪初期准备扩大医疗救助的覆盖范围，以便把更多穷人纳入到保险体系里。因此，俄勒冈州提高了贫困线。随着贫困线的提高，越来越多的穷人符合医疗救助计划的覆盖标准。但由于州财力有限[①]，并不能将所有符合条件的穷人纳入到保险计划内，所以俄勒冈州决定采用抽签的方法来确定哪些符合条件的人最终可以享受医疗救助计划。

抽签方法是一种随机分配过程，类似于兰德医疗保险实验的随机分组计划。俄勒冈州的分组是由政府政策确定所决定的，因此又被称为自然实验。通过抽签的方法，将符合医疗救助计划资格的穷人分为两组，一组是抽中彩票并被医疗救助计划覆盖的穷人，这就形成了实验的处理组；另外一组是没有抽中彩票并且没有被医疗救助计划覆盖的穷人，这种就形成了实验的对照组。随机分组的优势是，从平均水平来看这两组人在其他方面特征是一样的，唯一的差异是一组人受到医疗救助计划的覆盖，而另外一组人没有受到覆盖。

芬克尔斯坦等（Finkelstein et al.，2012）基于俄勒冈州的医疗救助实验进行了大量研究。表4－3呈现了俄勒冈救助计划中医疗救助计划覆盖者与未被医疗救助计划覆盖者的医疗服务利用情况。表4－4呈现了医疗救助计划覆

① 俄勒冈救助计划是专门针对穷人的，由州政府和联邦政府共同筹资，州政府主导财力。

盖者与未被医疗救助计划覆盖者的健康差异情况。

表4－3　俄勒冈医疗救助实验中，医疗救助计划覆盖者与未被医疗救助计划覆盖者的医疗服务利用分析

单位：%

	门诊可能性（%）	门诊次数（次）	住院可能性（%）	住院次数（次）
医疗救助计划覆盖者	63.6	2.22	7.4	0.103
未被医疗救助计划覆盖者	57.4**	1.91	7.2	0.097

注：** 代表5%的显著性水平。
资料来源：Finkelstein et al.（2012）.

表4－4　俄勒冈医疗救助实验中，医疗救助计划覆盖者与未被医疗救助计划覆盖者的健康差异

单位：%

	医疗救助计划覆盖者	未被医疗救助计划覆盖者
抽奖后存活1年	99.2	99.2
自我报告的健康状况：好或非常好	58.7	54.8**
自我报告的健康状况：不差	88.9	86.0**
最近六个月的健康状况一样或变得更好	74.7	71.4**
最近30天身体健康天数（天）	22.2	21.9*
最近30天精神健康天数（天）	19.3	18.7**
最近两个星期抑郁症检查不是阳性	69.4	67.1**
绝对两年死亡率	0.8	0.8

注：* 在 $p=5\%$ 水平上与彩票中奖者显著不同；** 在 $p=1\%$ 水平上与彩票中奖者显著不同。
资料来源：Finkelstein et al.（2012）.

俄勒冈州医疗救助实验的主要结论如下：

1. 是否被医疗救助计划覆盖会显著影响人们的门诊服务需求，说明人们的门诊医疗服务需求对价格是敏感的。受到医疗救助计划覆盖的穷人比未受到医疗救助计划的穷人的门诊可能性更高，门诊次数更多。

2. 是否被医疗救助计划覆盖对人们的住院服务需求影响比较小，说明人们的住院服务需求对价格并不敏感。

3. 受到医疗救助计划覆盖的穷人的健康状况要好于未受到医疗救助计划覆盖的穷人。受到医疗救助计划覆盖的穷人自评健康状况更好、健康天数更多、抑郁症患病率更低，但是这两类人在死亡率上不存在差异。这个结果与兰德医疗保险实验并不一致，可能的原因在于俄勒冈州医疗救助实验对象是穷人；而兰德医疗保险实验对象是普通民众。

二、基于观察数据的实证研究

（一）医疗服务价格

关于医疗服务的需求价格弹性的实证研究很多，当研究者采用的方法不同，使用的医疗服务利用衡量标准不同，弹性估计结果往往也会出现差异。较为一致的结论是：对于不同的医疗服务，其需求对价格的敏感程度也是不同的；且大部分医疗服务都是缺乏弹性的。表4－5呈现了部分研究所估计的价格弹性大小。

表4－5　　不同医疗服务的需求价格弹性大小

研究	因变量	价格弹性
总费用		
曼宁等（Manning et al.，1987）	总费用	－0.22～－0.17
医生服务		
福克斯和克雷默（Fuchs and Kramer，1973）	人均医生就诊	－0.20～－0.15
纽豪斯和菲尔普斯（Newhouse and Phelps，1976）	诊所就诊	－0.08
克伦威尔和米切尔（Cromwell and Mitchell，1986）	手术服务	－0.18～－0.14
医院服务		
费尔德斯坦（Feldstein，1971）	人均住院次数	－0.63
纽豪斯和菲尔普斯（Newhouse and Phelps，1976）	住院时间	－0.06
曼宁等（Manning et al.，1987）	住院次数	－0.17～－0.14
家庭护理		
奇斯威克（Chiswick，1976）	老年日常家庭护理	－2.40～－0.69
兰伯顿等（Lamberton et al.，1986）	老年患者人均每天家庭护理	－0.76～－0.69

资料来源：Sherman et al.（2011）.

对于交叉价格弹性的实证研究，现有研究更多地集中在某些类型的医疗服务是替代还是互补关系。

有学者分析了门诊和住院服务之间的关系。如，戴维斯和拉塞尔（Davis and Russell，1972）发现，门诊人次和住院服务价格的交叉价格弹性在0.85～1.46。这表明随着医院住院服务价格的上涨，患者会增加门诊次数。但是，弗莱贝格和斯卡奇菲尔德（Freiberg and Scutchfield，1976）发现这两种类型的医疗服务之间没有替代关系。并且，曼宁等（Manning et al.，1987）的研究发现，门诊和住院服务之间是互补关系，因为患者一般情况下先由医生看诊，如果病情严重则需要转诊到医院。

也有学者研究了医生开具的处方药和药店柜台药之间的关系。李和奥库萨（Li and Ohkusa，2002）使用日本家庭调查数据来评估当覆盖处方药的共同保险费率提高10%时，消费者是否会增加对非处方药（药店柜台药OTC）的需求[①]。他们发现，医疗服务需求的价格弹性在－0.23～－0.36之间，这意味着共同保险费率每提高10%，患者对处方药服务的需求就将从2.3%下降到3.6%。且当共付比增加后，患者会增加对治疗普通感冒的非处方药的需求，这意味着处方药和非处方药是替代品。

（二）收入

分析需求收入弹性可以帮助我们更好地定义各种医疗服务是必需品还是奢侈品。表4－6呈现了部分研究所估计的医疗服务的需求收入弹性。从表4－6的弹性结果来看，大部分医疗服务的需求收入弹性小于1，属于必需品。

表4－6　不同医疗服务的需求收入弹性大小

研究	自变量	收入弹性
总费用		
西尔弗（Silver，1970）	费用	1.2
罗塞特和黄连福（Rosett and Huang，1973）	费用	0.25～0.45
医院服务		
纽豪斯和菲尔普斯（Newhouse and Phelps，1970）	住院	0.02～0.04

① 在日本，公共医疗保险覆盖了医生服务和处方药，处方药一般是由医生开出的。

续表

研究	自变量	收入弹性
牙科服务		
西尔弗（Silver，1970）	费用	2.40～3.20
安德森和贝纳姆（Anderson and Benham，1970）	费用	0.61～0.83
医生服务		
西尔弗（Silver，1970）	费用	0.85
安德森和贝纳姆（Anderson and Benham，1970）	费用	0.22～0.41
福克斯和克雷默（Fuchs and Kramer，1973）	平均就诊	0.20～0.57
纽豪斯和菲尔普斯（Newhouse and Phelps，1970）	就诊	0.01～0.04
家庭护理		
奇斯威克（Chiswick，1976）	老年居民人口	0.60～0.90

资料来源：Sherman et al.（2011）.

但是，对于跨国数据的需求收入弹性大小研究结果并不统一。纽豪斯（Newhouse，1977）对13个发达国家的研究表明，医疗服务的需求收入弹性在1.13～1.31，结论证明医疗服务是奢侈品。王和雷滕迈尔（Wang and Rettenmaier，2007）研究发现，美国32个州的医疗服务需求收入弹性大于1，而16个州的需求收入弹性在0～1。莫斯康和托塞蒂（Moscone and Tosetti，2010）反驳了这些结果，他们发现大多数州的收入弹性小于1。国家间关于需求收入弹性的实证结果辩论仍在继续。

基于跨国数据和个人数据得出的需求收入弹性大小结论是不一样的，如何解释这种不一致呢？其实，从个人层面探讨需求收入弹性，决定医疗服务费用的主要是个人的“健康状况”。除非个人罹患重大疾病，才会将全部收入都用于医疗服务。并且，医疗保险又可以报销大部分基本医疗服务，所以大多数人的医疗服务需求收入弹性较小。但是，从国家角度来看，决定国家间医疗费用差异的是“医疗财政投入”。由于不同国家对医疗服务投入的财政水平不一样，经济增长速度也不一样，所以跨国数据的需求收入弹性不尽相同。

（三）医疗保险的报销政策

之前通过两个医疗保险实验数据分析了不同医疗保险计划对医疗服务需

求的影响。现在我们这一部分主要呈现观察数据的实证研究结果。

经济学家既有调查患者从无保险到有保险状态的医疗服务需求利用变化，也有研究不同保险补偿方案对医疗服务利用的不同影响。安德森等（Anderson et al.，2010）发现当年轻人失去家庭计划覆盖的医疗保险时，他们去急诊室或住院的可能性较小。塞佩赫里等（Sepehri et al.，2006）利用越南的医保数据，发现与没有保险的人相比，强制保险、自愿保险和穷人保险计划的患者住院率分别高出117%、53%、185%，平均住院时间分别高出18%、2%和39%。

（四）时间成本

菲尔普斯和纽豪斯（Phelps and Newhouse，1974）用自然实验的方法研究了时间成本对医疗服务需求的影响。当一所大学的医疗服务中心从一个地点（学生平均出行时间为5～10分钟）更改到另一个地点（平均出行时间20分钟）时，菲尔普斯和纽豪斯观察了学校医疗服务中心地点的改变（出行时间变化）对学生就诊次数的影响，发现就诊人数较之前水平下降了1/3，学生就诊需求相对于时间变化的弹性为-0.25～-0.50。

西托夫斯基和斯奈德（Scitovsky and Snyder，1972）的研究也同样发现看病的出行时间对医疗服务利用的影响。他们对患者的住所进行了编码，并计算到帕罗奥图诊所的出行距离。结果表明，那些住得离诊所更远的人使用的医疗服务更少，因为他们的出行时间和费用更高。特别是对于居住在20英里以外的家庭来说，他们比住在诊所附近的人看医生的次数减少了30%。伊乔库和莱布兰特（Ichocu and Leibbrandt，2003）研究了尼日利亚患者就诊需求与到医疗服务提供点距离之间的关系，发现如果患者到医疗服务提供点的距离多增加一公里，就诊的概率就会下降约0.1。

本章小结

本章基于医疗服务需求展开分析。

首先，介绍医疗服务需求的定义、需求的特殊性以及医疗服务需求的产生过程，描述医疗服务的需求曲线。医疗服务需求的形成有两个必要条件：一是消费者的购买意愿；二是消费者的支付能力。消费者对医疗服务的需求是对健康需求而产生的一种引致需求，且医疗服务需求具有不确定性、信息不对称、个体差异性等特点。当患者生病选择去医院就诊时，就需要考虑医疗服务需求的强度和费用。与一般商品的需求曲线无差异，医疗服务需求曲线也是向右下方倾斜。

其次，分析影响医疗服务需求的因素，具体包括价格、收入、医疗保险政策设计和时间成本等。其中，利用弹性分析来解释价格和收入对医疗服务需求的影响。常见的保险政策设计一般包含共付比、起付线、封顶线等。

最后，基于数据来源的两种方式——实验数据和观察数据，呈现医疗服务需求的实证研究。利用兰德医疗保险实验分析了不同保险计划下参保人的医疗服务利用和健康状况差异；利用俄勒冈医疗救助实验分析了医疗救助计划覆盖者与未被医疗救助计划覆盖者的医疗服务利用和健康差异。通过观察数据的实证研究探究价格、收入、医疗保险政策、时间成本等对医疗服务需求的影响大小。

本章思考题

1. 当某种医疗服务价格上升时，请尝试用图示的方法，从替代效应和收入效应的角度，表示出这种医疗服务需求量的变化。

2. 假设有两种治疗高血压的药物，药物 *A* 和药物 *B*。服用药物 *A* 的患者的血压读数始终高于服用药物 *B* 的患者。这是否意味着药物 *B* 比药物 *A* 更有效？请解释你的原因。并尝试建立一个随机对照试验来解决这个问题。

3. 医生决定将服务价格提高 5%，医生的总收入会增加还是减少？请尝试用需求价格弹性来证实你的答案。

4. 迈耶霍弗和组维卡斯（Meyerhoefer and Zuvekas，2010）发现，医生门诊服务与药店药物价格之间的交叉弹性为 0.09，请解释药店药物治疗和医院门诊服务是替代品还是互补品。

第五章 医生行为分析

第一节 医生的供给决策

在经济学上，供给决策在“长期”与“短期”中存在差异。从短期来看，至少有一个生产要素是固定的。例如，在资本和劳动是两种生产要素的模型中，短期内，资本被假定是固定的，但劳动是变化的；从长期来看，资本和劳动力都是变化的。

在医疗领域，医生的长期决策包括对职业的选择，医学专业、行医地点以及执业类型的选择；短期决策与医生服务价格、工作时间和服务数量等方面的选择有关。

一、医生的长期供给决策

（一）职业选择的决策

1. 职业选择产生的效用。从效用层面分析个人的职业选择。与从其他商品或服务中获得效用一样，医生也从自己的职业选择中获得效用。选择成为医生的效用包括两个方面：一是从所选择职业的收入中所获得的效用，即货币收入带来的效用；二是职业的非货币效用，比如职业声望、工作时间的灵活性等带来的效用。

假设，Y_{ij}为个人 i 在选择职业 j 时的预期收入；A_j 为职业 j 的非货币属性。因此，职业 j 给个人带来的总效用 U_i 便可通过式（5－1）来表达：

$$U_i = f(Y_{ij}, A_j) \tag{5-1}$$

职业的货币收入效用和非货币效用互相替代，且两种效用不仅随职业变化，也因人而异。较高的预期收入，可以补偿个人接受非货币效用较低的职业；更重视职业的非货币效用的个人，其选择该职业的预期收入，可能远低于这个人正在考虑的其他职业所带来的货币收入。

2. 职业选择的回报。职业选择的决策要考虑选择的成本和收益。

一方面，选择成为医生需要付出高昂的前期成本。这些成本包括为了获得医学院校录取资格，而投入的成本；较长的受教育年限和实习期造成的时间成本；高昂的学费产生的财务资金成本等。

另一方面，医生的职业平均回报也比较丰厚，包括较高的工资收入和良好的福利待遇等。

个人选择成为医生的决策是现在做出的，而收益是严重后置的。因此，在决策时，他们需要将职业选择的未来收益，贴现到当前进行分析。经济学家经常用净现值和内部收益率来分析职业选择（Bhattacharya，2014）。

净现值（net present value，NPV），是一种计算未来所有收入流价值的指标（从当前来看），指的是一项投资未来资金收入现值与未来资金支出现值的差额。

如式（5－2）所示，净现值表示为：从 t＝0 开始一直到 t＝T 结束的各期净收入的贴现和。

$$NPV = \sum_{t=0}^{T} \frac{R_t - C_t}{1 + r} \tag{5-2}$$

其中，R_t 表示 t 期的收入；C_t 表示 t 期的支出。r 是贴现率，一般用市场利率表示。如果选择成为医生这一投资的净现值大于零（$NPV > 0$），个人就会选择医生职业。对于更看重职业收益的个人来讲，选择医生职业的净现值越高（前提是 $NPV > 0$），其成为医生的可能性越大。

虽然净现值标准由于其明确性而代表了理论上首选的盈利能力衡量标准，但内部收益率的应用更广泛。

内部收益率（internal rate of return，IRR），是使某一投资选择方案的净现值为零的贴现率。在式（5－2）中，若净现值 $NPV = 0$，此时的贴现率 r^* 就是投资的内部收益率。

如果贴现率为 r，且医生职业的内部收益率 $r^* > r$，个人选择成为医生的净现值大于0，他会选择医生职业；如果 $r^* < r$，则不选择医生职业。

医生职业的内部收益率往往比较高。伯斯坦和克伦威尔（Burstein and Cromwell，1985）对美国的全科医生、牙医和律师三类职业进行了内部收益率的计算（见表5－1）。研究发现，1970～1980年，成为一名医生的内部收益率始终保持在12%以上。相比之下，在20世纪的美国，中低风险投资的实际回报率在3%左右。

表5－1　　三类职业的内部收益率　　单位：%

年份	全科医生	牙医	律师
1970	12.1	16.1	7.0
1971	13.2	—	6.6
1972	12.2	14.4	5.7
1973	12.5	—	6.7
1974	14.5	14.9	7.1
1975	12.3	—	7.1
1976	12.4	15.8	7.1
1977	13.3	—	6.8
1978	13.0	16.3	6.8
1979	14.5	—	7.2
1980	14.2	—	7.2

资料来源：Burstein and Cromwell（1985）.

（二）医生的专业选择

不同的医学专业，意味着医生在受教育年限、薪资、实习期和工作时间等方面的差异，产生了不同的选择成本和收益。与选择是否成为医生类似，医学院学生也会根据内部收益率来选择不同的医学专业。

马德和维尔克（Marder and Wilke，1991）、伯斯坦和克伦威尔（Burstein and Cromwell，1985）以及斯隆（Sloan，1970）开展的研究分别测量了不同时

期内科、普通外科、妇产科和儿科专业的内部收益率（见表5-2）。其中，妇产科和普通外科的内部收益率最高；儿科的内部收益率最低。

表5-2　四类医学专业的内部收益率　单位:%

年份	内科	普通外科	妇产科	儿科
1987	12.7	22.1	25.9	1.5
1980	9.8	13.6	14.8	—
1975	12.5	11.6	12.1	—
1970	9.3	11.2	11.8	2.4
1967	8.3	7.4	7.5	1.6
1965	1.5	5.2	4.8	<0
1955	<0	5.6	6.8	<0

资料来源：Marder and Wilke（1991），Burstein and Cromwell（1985），Sloan（1970）.

威克斯等（Weeks et al.，1994）计算了1990年美国不同医学专业的回报。研究发现，外科的内部收益率往往显著高于全科医学专业；尼科尔森（Nicholson，2002）估计，1998年美国放射科、普通外科、妇产科以及麻醉科的内部收益率均超过了25%。

（三）医生的行医地点选择

理想情况下，医生人数应按照地区人数等比例划分。然而，在现实生活中，医生的分布却存在很大的地理差异。

图5-1绘制了2012~2021年，中国每万人拥有城市执业（助理）医师数和每万人拥有农村执业（助理）医师数[①]。可以发现，尽管十年间，中国医生供给总量在不断提升，但城乡之间医生密度的差异仍然十分显著。

其他国家同样存在医生地域分布不均的问题。希普曼等（Shipman et al.，2011）的研究发现，尽管美国的医生数量在增长，但在2006年，仍有近100万名儿童生活在没有儿科医生的地区。库恩和奥克森（Kuhn and Ochsen，

① 每万人口执业（助理）医师：每万人口执业（助理）医师=（执业医师数+执业助理医师数）/人口数×10000。

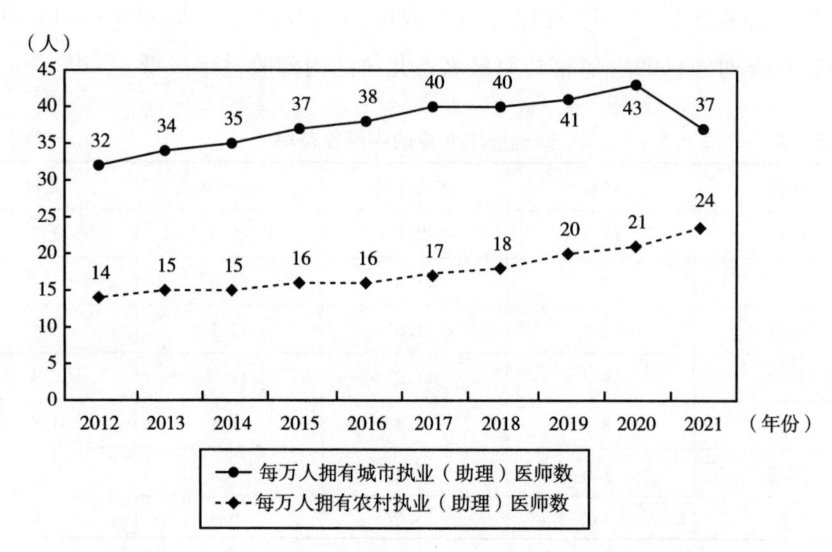

图5－1　2012～2021年中国每万人拥有执业（助理）医师数

资料来源：国家统计局。https：//data. stats. gov. cn/.

2019）使用德国地区数据进行的研究发现，全科医生密度与城市60岁及以上人口的比例呈正相关，但在农村地区呈负相关。

影响医生行医地点选择的因素有以下几点：

1. 医生的地区偏好。医生对不同地区的非货币属性（例如环境空气质量，公共设施配套状况等）的偏好存在异质性。例如，来自农村的医生可能因为其家庭成员都住在农村，或者其生活习惯偏好而选择在农村行医；而一些医生更喜欢教育资源丰富，公共配套设施完善的地区。

2. 医疗服务的需求量。在医疗服务需求量更高的地区，医生更有机会提高收入和技术经验，医生数量也更多。（1）人口密度更大的地区，医疗服务需求量较高。在这些地区行医，医生也可以吸引更多患者；（2）在高收入人群聚集区，人们有更多的资金购买医疗服务以维持和增进健康，医疗服务需求量较大；（3）医疗保险的介入降低了医疗服务价格，在收入不变的情况下，个人可获得更多的医疗资源。所以，在医疗保险待遇更高，覆盖率更广的地区，医疗服务需求量更高，医生人数更多。

医生行医地点选择的差异也需要考虑各个国家的具体国情。以我国为例，医生分布的城乡和区域差异，主要受三个方面的因素影响（吕国营，赵曼，2018）。

一是城乡和区域间经济社会发展的不平衡。农村地区和欠发达地区在公共服务和公共设施等方面远远落后于城市和发达地区。在市场经济条件下，劳动力的自由流动，进一步促使优秀医疗卫生人才离开这些地区。

二是行政主导的医院等级评定制度，加剧了城乡和区域间医生的非均衡配置。医疗服务市场存在着高度的信息不对称，行政主导的医院评定等级成为反映医院服务能力、资源配置水平与长期运营能力的有效市场信号。城市和发达地区高等级的医院，具有强大的“资源虹吸”能力，可以吸引大量患者和优质的医生；高等级医院之间的垄断竞争程度加剧，将进一步“虹吸”基层优质医生。

三是通过行政力量组建的医共体，难以促进优质医院资源下沉到基层。通过行政力量主导建立的医共体，将进一步强化三甲医院的市场垄断地位，削弱医疗机构之间的竞争。三甲医院很容易把基层医疗机构变成病患抽水机，从而丧失了把优质医疗卫生资源配置到基层的内在动力。

（四）医生的执业方式选择

医生的执业方式主要有：个体执业、团体执业和成为医院的雇员。其中，个体执业[①]指医生自己开办诊所或治疗中心；团体执业指多个医生通过签约合作等方式组成团队或集团。

在美国，大部分医疗机构属于私立非营利性质，医生的执业方式主要为个体执业和团体执业；而在中国的医疗服务体系中，公立医院占主导地位。在公立医院执业，医生会有较高的收入保障、良好的福利待遇和稳定的患者数量，他们更愿意成为医院的雇员。

整体来看，选择个体执业的医生比重逐渐下降；团体执业的医生比重在增加。例如，美国卫生系统变革研究中心（The Center for Studying Health System Change）关于医生执业的社区追踪研究调查数据显示，从1996~2008年，个体执业的医生比例从40%以上，下降到32%；而团体执业的医生比例从13.1%增加到19.4%（Feldstein，2012）。

① 美国医学会将“团体”定义为三个或三个以上的医生。因此，“个体执业”包括只有一名医生的诊所和有两名医生的诊所。

与个体执业相比，团体执业的优势主要有以下几点：

1. 规模经济与范围经济。医疗领域特殊性的一种表现是，与大部分行业相比，提供医疗服务的成本巨大。这些成本包括办公场所建设或租赁成本，购买大型且昂贵的医疗设备成本等。高昂的成本增加了医生的经济负担和风险，不利于其在竞争的市场中生存和发展。随着按价值付费、总额预付制[①]等医疗保险支付方式的推广，医生的成本控制压力进一步增加。

医疗领域特殊性也表现为，鉴于患者身体状况差异和疾病治疗的复杂性，医疗服务的开展有时需要不同专业医生的密切配合。缺乏合作的个体执业医生可能无法提供给患者及时有效的治疗。

团体执业可以产生规模经济，降低医生行医成本。这种规模经济表现为：（1）随着医生选择团体执业，团体规模扩大，医疗服务产出增加，最初的投资成本被分摊到更大的产出中；（2）大型的医生执业团体具有更大的市场力量，提升了医生整体议价能力。可以增加市场份额或从保险计划中获得更高的价格，也能够以较低的价格获得所需资源。

团体执业也可以产生范围经济，降低成本，提高服务效率。例如，将不同科室医生安排在一起工作，可以共用办公场所和医疗设备，节约服务成本；同时，各科室医生的合作，可以提高疾病的诊断和治疗效率。

2. 降低收入波动。个体执业医生的收入可能会受到自身医疗水平、服务患者数量、地区医疗服务需求量等诸多因素影响，收入波动程度较大。

团体执业有助于降低医生的收入波动。团体执业的医生获得收入的方式主要有以下三种：（1）带薪执业，受雇的医生领取固定的薪资，在一段时间（例如，一年）内，医生的收入没有波动；（2）费用分摊。医生共同承担执业成本，但可以获得自己的账单收入；（3）共享收入与费用。通过将团体中的医生打造为利益共同体，共享利润，共同承担损失。在团体中执业，个体医生获得的风险保护更多，其收入的波动程度更小。

3. 吸引更多患者。个体执业医生受自身专业水平、工作时间限制等方面因素的影响，医疗服务的可及性有限。

---

① 关于医疗保险预付制度的内容，将在第六章医院行为分析部分，医院的监管这一节详细讲解。

团体执业，可以满足不同的医疗服务需求，吸引更多患者。具体表现在两个方面：（1）团体执业的安排可以使医生服务到不同科室的患者。例如，一个医生团体可包括妇产科、内科以及外科等诸多科室；（2）团体执业增加了医生提供服务的时间。例如，团体中的医生可以为在夜间、周末、节假日等非工作日时间分娩的孕妇提供服务。

4. 增加医生的转诊量。与个体执业的医生相比，团体执业可以通过内部转诊满足不同医生的执业诉求。新加入的医生能够通过内部转诊，接诊来自团体中其他医生的病人，获得经验和收入；而资格较老的医生则可以利用内部转诊，将一些入门较为简单的医学操作，安排给年轻医生，减少自己的工作负担。

二、医生的短期供给决策

医生的短期供给决策包括医生的服务价格、工作时间和服务数量的决策。分析医生短期供给决策，首先要了解医疗服务市场的市场结构。

（一）垄断竞争的医生服务市场

我们可以通过与完全竞争市场的比较，分析医生服务市场的结构类型。

在完全竞争市场上，存在大量的买者和卖者，买卖双方的信息是完全的，都是价格的接收者；卖方可以自由进入和退出市场，并提供完全同质的产品和服务。而医疗服务市场具有以下特点：（1）存在大量的患者和医生，单个医生没有完全的定价能力；（2）市场信息不完全，医患之间存在高度的信息不对称；（3）医生自由进入和退出市场（障碍不多）；（4）医生提供非同质的服务，每位医生有部分的市场定价能力，面临向下倾斜需求曲线。

这种市场结构既具有完全竞争市场的要素，也存在垄断模型的特征。因此，医生服务市场通常被认为是垄断竞争市场。

在垄断竞争的医生服务市场中，医生面临向下倾斜需求曲线。医生不是在边际成本等于价格的情况下提供服务数量，而是在边际成本 MC 等于边际收益 MR 的情况下，决定提供服务的数量 Q_S 和价格 P_S（见图 5－2）。

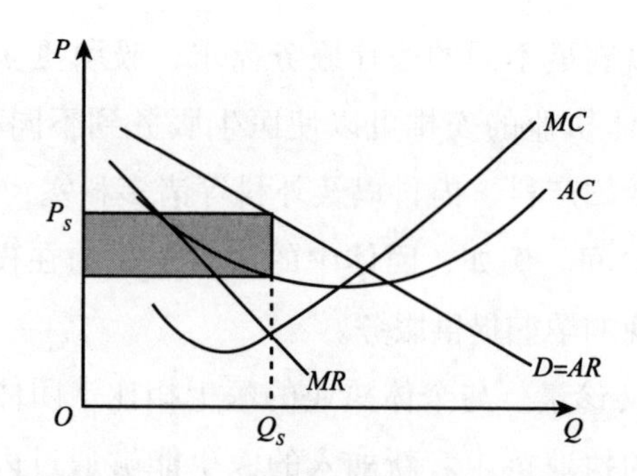

图 5－2　垄断竞争市场的短期均衡

从长远来看，随着更多医生进入市场提供服务，市场的竞争程度增加，需求曲线左移，需求价格弹性也会增加。直到需求曲线与长期平均成本曲线 *LAC* 相切，每个医生获得零利润。此时，垄断竞争市场达到长期均衡，均衡数量为 Q_L 和价格 P_L（见图 5－3）。

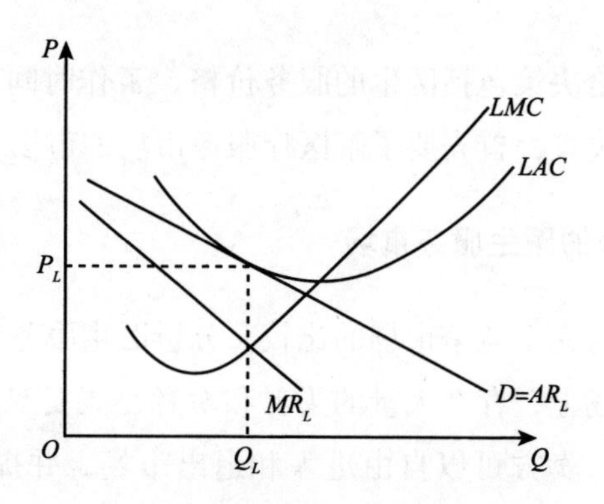

图 5－3　垄断竞争市场的长期均衡

（二）医生的服务价格选择

在垄断竞争的医生服务市场上，影响医生服务价格选择的因素主要有以下几点：

1. 医生服务的成本和质量会影响医疗服务价格。医生提供医疗服务的过程中会产生一定成本，包括医生时间成本、医疗设备利用成本等。医生会根据服务成本的差异调整价格；医疗服务的质量体现了医生的专业水平、诊疗时间和服务态度等特征。不同的医疗服务质量导致了医生服务价格的差异。

2. 医疗服务的需求价格弹性会影响医疗服务价格。考虑到医生服务市场的垄断特征，每个医生都面临自己向下倾斜的需求曲线。当医生是价格制定者时，医生根据边际收入等于边际成本的原则决定供给数量，并根据需求曲线变化确定各自的价格；医生也可以根据患者不同的需求价格弹性实施价格歧视，具体见本章第三节分析。

为了进一步说明上述因素，我们分析在医生密度高的地区，医生的服务价格可能更高的原因：

（1）行医成本的差异。

在医生人数多的地区，提供医疗服务的成本较高。在城市，医生办公场所的建设成本或租金往往比郊区和农村的昂贵，而一些在市中心工作或居住的患者可能愿意花更多钱到位于市中心的医生那里就诊。

（2）质量—便利模型（the quality-amenities model）。博德曼等（Boardman et al.，1983）认为，医生服务质量的提高将导致医疗服务价格的上涨。随着更多的医生进入市场，医疗服务的可及性会增加。患者在就诊路程上花费的时间和候诊时间可能会减少；同时，更多的医生意味着执业类型的差异化和竞争程度的增加，促使医生提供更为优质的服务。包括为患者提供更长的服务时间和针对性的医疗方案，甚至提供上门服务、24小时出诊和患者接送服务。随着医生服务质量的提升，医生的服务价格上涨。

（3）保利—萨特思韦特模型（the pauly-satterthwaite model）。保利和萨特思韦特（Pauly and Satterthwaite，1981）认为，患者对医生的搜索成本差异会影响医生服务价格。大城市医生数量多，患者对单个医生的信息了解较少，医患间信息不对称程度增加。因此，大城市患者搜索成本高于小城市，需求价格弹性也更小，医疗服务价格也更高。

可见，医生行医成本和服务质量的变化以及需求价格弹性都会影响医生价格的选择。

（三）医生的工作时间选择

医生的工作时间就是医生的劳动力供给时间，其主要的影响因素是医生的工资水平。

当医生的工资（医疗服务价格）是由政府机构或私人保险公司制定的管制价格时，可以根据劳动供给理论来分析医生劳动供给对工资的反应。医生劳动供给的最优原则是，闲暇时间给医生带来效用与劳动供给（收入）给医生带来的效用相等。

假定医生的目的是追求效用最大化。医生的决策就是当劳动供给的效用等于闲暇的效用，并且在预算（即收入，主要由工资率和工作时间决定）约束下，找到使效用最大化的闲暇水平。如图 5－4 所示，在预算约束线为 K_A 与效用相同的无差异曲线 U_A 的切点处，取得医生最优闲暇时间 H_L^A。

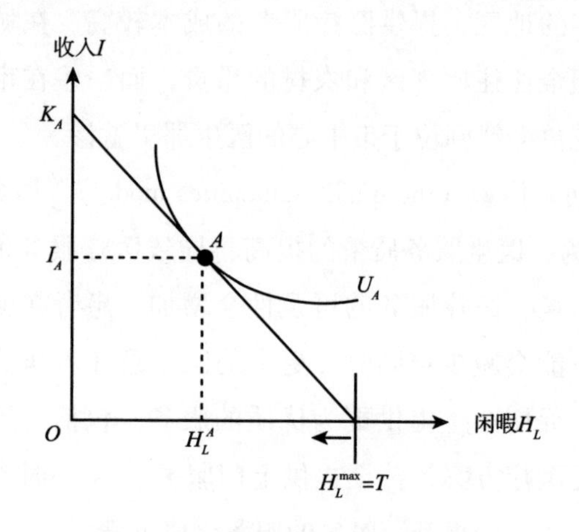

图 5－4　医生收入与闲暇的权衡

医生工资的变化会同时产生替代效应和收入效应，造成收入和最优闲暇时间的变化。

假设闲暇是一种正常的商品，且医生工资下降。根据替代效应，工资减少降低了闲暇的价格，因此，医生会“购买”更多的闲暇，每周工作的时间减少；同时，根据收入效应，工资下降会减少收入，医生会减少对闲暇的“消费”，并增加工作时间。医生工作时间对工资的反应最终将取决于两种效应的大小。

随着工资率的调整，最优收入—闲暇均衡点的位置发生变化。连接这些均衡点，便得到一条向后弯曲的医生劳动力供给曲线（见图 5－5），其中横轴表示医生的工作时间 H_W；纵轴表示工资率 W。

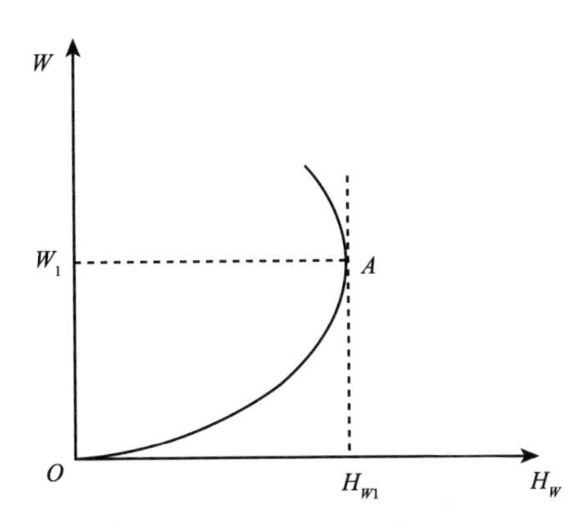

图 5-5　向后弯曲的劳动力供给曲线

因此，对医生来说存在一个最优的工作时间选择。较长的工作时间，可以增加医生诊疗经验，增进对患者的了解，提高了服务质量；但同时也可能伤害医生的认知能力，影响患者健康；更少的工作时间会减轻医生工作压力，保持健康状态；但也会导致医生之间诊疗工作的频繁交接，增加犯错误的概率等。

学者们对医生的工作时间选择进行了大量实证研究。伊斯特里奇等（Eastridge et al.，2003）利用虚拟仿真腹腔镜手术模拟系统，比较睡眠时间差异对医生的影响。研究发现，与获得良好睡眠的医生相比，休息时间不足的医生，手术操作时间更长和出错数量更多。

兰德里根等（Landrigan et al.，2004）在哈佛大学开展的一项随机试验分析了医生工作时间与医生所犯差错的关系。研究人员将医生分为两组：一组医生每周平均工作约 80 个小时；另一组医生每周平均工作 60 个小时。结果发现，与第二组医生相比，第一组医生的严重医疗差错增加了 36%，其中用药差错增加 20.8%，诊断差错增加了 460%；但两个小组患者的治疗结果差异不大，因为有经验丰富的医生纠正严重的医疗差错。

也有学者担忧，虽然限制医生的工作时间可以提高医生的生活质量，但可能减少医生培训时间，造成医生劳动力短缺（Maxwell et al.，2010）。

实证研究的发现说明，在医生工作时间相关政策制定时需要权衡医生选择不同工作时间的利弊。

第二节 医生的道德风险

一、医生的道德风险的定义

医生的道德风险的研究最早可以追溯到肖恩和罗默（Shain and Roemer, 1959；Roemer, 1961）的研究。他们发现，短期内，综合医院每千人的床位数和每千人的住院天数呈正相关关系。这种关系可以解释为"床位的供给创造了床位的需求"，被人们称为"罗默效应"。

埃文斯（Evans, 1974）在上述研究的基础上，提出了供方诱导需求假说（supplier-induced demand, SID）或医生诱导需求假说（physician-induced demand, PID）。他认为，鉴于医患之间高度的信息不对称，医生可能会对患者的医疗服务需求施加直接的、非价格的影响。

麦圭尔（McGuire, 2000）进一步对医生诱导需求做出如下定义：当医生为了自我利益，劝说患者消费较多的医疗服务，从而把患者的需求曲线向外移动。这时，便产生了医生的诱导需求。

医生的道德风险行为具体表现为，医生提供给患者不需要的医疗服务，以及过多医学检查和药物等。

图 5－6 表示了医生的道德风险的产生过程，主要关注两条曲线：一是医生的供给曲线 S；二是医疗服务的需求曲线 D。

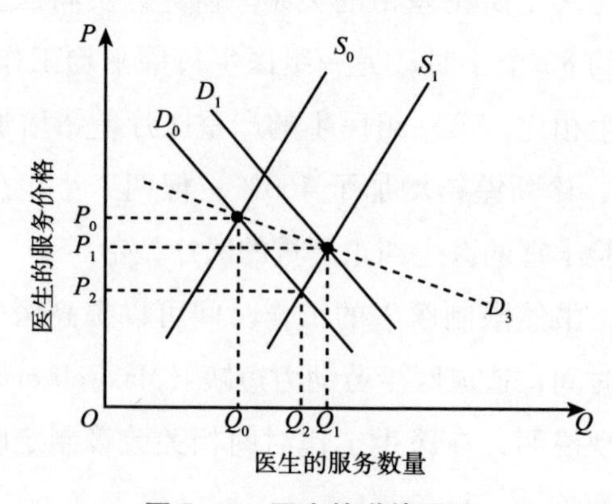

图 5－6 医生的道德风险

最初，医疗服务市场上需求曲线和供给曲线分别为 D_0 和 S_0，均衡点为价格 P_0 和数量 Q_0。随着市场上医生数量的增加，医生的供给曲线 S_0 向右移动到 S_1。根据医生诱导需求假说，医生会诱导患者利用更多的医疗服务，需求曲线由 D_0 移动到 D_1，新的均衡为价格 P_1 和数量 Q_1。所以，图 5－6 中医生的道德风险主要指当医生供给增加和医疗服务“需求”增加时，医疗服务数量从 Q_0 增加到 Q_1。

二、医生的道德风险的理论解释

（一）目标收入模型

目标收入模型认为医生存在既定的目标收入，医生的道德风险是为了维持其目标收入。当某一地区医生的供给数量增加时，竞争程度增加导致单个医生收入的下降。为维持其目标收入，医生会诱导患者产生更多的需求。但这个模型的缺陷是，没有分析医生的目标收入是如何产生的。

（二）效用最大化模型

埃文斯（Evans，1974）将医生描述为一个追求效用最大化的提供者，其效用函数是：$U=U(W,D,Y)$，其中 Y 是净收入，W 是工作时间，D 表示道德风险程度。

模型假设：医生的道德风险可以增加医生的收入，但同时也给医生带来负效用（良心上的折磨与罪恶感）。并且，随着诱导行为的增多，边际负效用递增。只有当边际负效用超过收入所带来的边际效用时才会停止诱导需求。当道德风险的边际收益等于边际成本时，道德风险达到最优程度。

（三）利润最大化模型

该模型把医生比作市场中的企业，是一个利润最大化者。斯坦诺（Stano，1987）把道德风险比作企业的广告。道德风险也有成本，且道德风险的边际收益递减。

基于厂商理论，作者建立一个道德风险的利润最大化模型。分析表明，供方道德风险程度与医生之间的竞争程度密切相关，医生之间的竞争程度可以用医疗服务的需求弹性表示。在高度竞争的条件下，医生不会或产生很少的道德风险。而在垄断力量高度存在的市场里，很容易产生大量的供方道德风险。因此，医生供给数量的增加是降低而不是增加道德风险。

（四）信誉物品模型

保利和萨特思韦特（Pauly and Satterthwaite，1981）把医疗服务看作信誉物品，患者需要从朋友、邻居或其他人那里获得信息以便对医疗市场上的各种服务进行选择。假定患者依赖亲戚朋友的就医经验以获得关于医生的信息，如果市场医生数量增加，由于信息传播密度下降，患者关于医生资质与服务价格的信息量减少。这加剧了医生和患者的信息不对称。因此，医生数量的增加会导致诱导需求。

☞ 专栏：辨析

防御性医疗（defensive medicine）是与医生的道德风险相关的一个概念，主要表现为医生为患者提供不必要的或低价值的医疗服务，同时，医生也可能拒绝或转诊高风险患者。

两个概念存在本质上的差异，医生的道德风险是医生基于个人的收入动机采取的过度医疗行为；而防御性医疗产生于医生规避和降低医疗事故诉讼风险的动机。

三、医生的道德风险的产生原因

（一）信息不对称

在医疗服务市场中，医生与患者之间存在高度的信息不对称。患者很难获得与医生相同的信息水平，无法充分评估医生提供的医疗服务的合理性，从而在医患关系中处于相对被动地位。

（二）委托代理关系

在信息不对称的情况下，医患之间形成了委托代理关系。医生既是医疗服务的提供者，又作为患者的代理人；当医患之间利益冲突时，医生就可能偏离完美代理人角色，为了追求自身利益而损害患者利益。

（三）医疗服务效果的不确定性

医疗服务的效果受多种因素影响，患者和第三方监督机构无法直接通过治疗效果判断医生提供服务行为的合理性。医生的道德风险行为很难受到质疑。

（四）医疗保险制度的发展

医疗保险制度以及医疗保险支付方式的介入，促使医生实施诱导需求。一方面，医疗保险降低了患者对医生服务价格的敏感度；另一方面，在按服务项目付费的医保支付方式下，医生的收入与其提供的医疗服务数量密切相关。

四、医生道德风险的解决思路

医生道德风险行为可能会侵害患者利益，影响医疗服务市场的良性发展。医生诱导需求的解决思路主要有以下两个方面：

（一）强化对医生行为的监督

构建全方位的监督体系。完善法制监督、行政监督、支付监督、患者监督、行业监督和社会监督等监督方法，增加医生诱导需求的成本（宁德斌，2011）。

灵活运用监督工具。进一步健全医生的绩效考评制度，将医生诱导需求治理作为绩效考评的重要内容，把患者评价、医疗行为、职责履行作为关键指标列入指标体系；同时，改革医疗保险支付方式。摆脱单一的按服务项目付费制度，逐步构建总额预付框架下，按人头付费、按床日付费、按疾病诊断相关分组付费（diagnosis-related groups，DRG）等多元复合式医保支付方式。

（二）鼓励医疗服务市场的充分竞争，促进医生职业自律

促进医疗机构或医生执业类型的多元化，鼓励多种所有制形式与经营方式并存、公平竞争、共同发展；培育卫生人力资源市场，构建公平的竞争机制，引导医生的合理流动。通过促进竞争，充分反映医生的医疗服务质量，为患者提供丰富信息和选择空间。同时，以竞争促使医生规范医疗行为，培育良好的供方市场声誉机制（吕国营，薛新东，2008）。

五、医生道德风险的实证研究

在实证研究的过程中，观察到医生供给和医疗服务数量的同时增加，并不一定是医生诱导需求的结果。医生道德风险的实证研究存在以下难点：

第一，医疗服务“需求量”增加也会导致的医疗服务数量增加。如图 5－6 所示，医生供给增加产生的价格效应，会导致医疗服务数量从 Q_0 增加到 Q_2；此外，如果实际的需求曲线是 D_3，供给从 S_0 向右移动到 S_1，医疗服务的数量同样从 Q_0 增加到 Q_1。上述医疗服务数量的增加，是医生供给增加后，医疗服务“需求量”的增加，不是医生诱导的医疗服务“需求”增加。

第二，相关关系不一定是因果关系。医生可能会进入医疗服务需求高的地区，从而增加该地区医生供给数量。这种情况下，不是供给增加导致医疗服务数量增加，而是医疗服务需求的增加导致医生供给的增加。

第三，短缺经济。某地区本来就存在医疗服务供不应求的短缺现象，医生供给数量的增加正好满足了那些排队等待者的需求。

目前，关于医生道德风险是否存在的实证研究并没有提供一致的结论。福克斯（Fuchs，1978）估计外科医生的供给每增加 10%（以外科医生与人口的比率衡量）会导致人均手术率增加 3%，并将这种正相关关系解释为支持 SID 的证据；宇目重冈和伏见（Shigeoka and Fushimi，2014）的研究分析了日本预付制引入后，医疗服务的利用情况。他们发现，由于新生儿重症监护病房的使用不受预付制的影响，医生为了维持和提高收入，会增加对新生儿重症监护病房的利用，同时操纵婴儿体重使他们更长时间地使用病房。

也有研究不支持医生的道德风险。埃斯莱（Escarce，1992）使用美国老年人医疗保险（medicare）参保和医生索赔数据来检验诱导需求假说。结果表明，外科医生供给数量的增加与患者首次就诊需求的增加有关，但对医疗服务利用强度没有影响。索伦森等（Sorensen et al.，1999）对挪威按服务项目付费的初级保健医生的研究表明，尽管医生/人口比的上升使每位医生的门诊量下降，但医生并没有因为门诊量的下降而提供过多的医疗服务以维持自己的收入。

第三节 医生的价格区分

一、医生价格区分的理论分析

医生的价格区分也被称为医生的价格歧视，是指医生在提供相同质量的医疗服务产品或服务时，向不同类型的患者收取不同的费用。

关于医生价格区分存在两种观点：凯塞尔（Kessel，1958）认为医生实施价格区分的目的是实现自身利润最大化；阿罗（Arrow，1963）则认为医生实施价格区分并不完全是出于利润最大化目的，也有社会和道德层面的考虑。本节中，我们主要基于医生利润最大化这一观点展开分析。

在垄断竞争的医疗服务市场中，医生掌握信息优势和一定的市场定价权，具备实施价格区分的垄断权力。同时，医生进行价格区分，必须满足两个条件：

1. 购买相同服务的不同患者具有不同的需求弹性。医生会根据患者的需求价格弹性，即支付能力，对患者进行细分。

2. 将不同的市场（或购买者）分离，也即服务不能转售。以低价购买服务的患者不能在价格较高的市场上转售该服务。

图 5 -7 描述了医生的价格区分行为。假设，患者有不同的支付能力，高收入患者比低收入患者有更大的支付意愿（需求价格弹性更小）。在进行手术的成本（*MC*）相同的情况下，当需求曲线的价格弹性较小时（D_2），医生将

收取比需求曲线的价格弹性较大时（D_1）更高的价格（$P_2 > P_1$）。

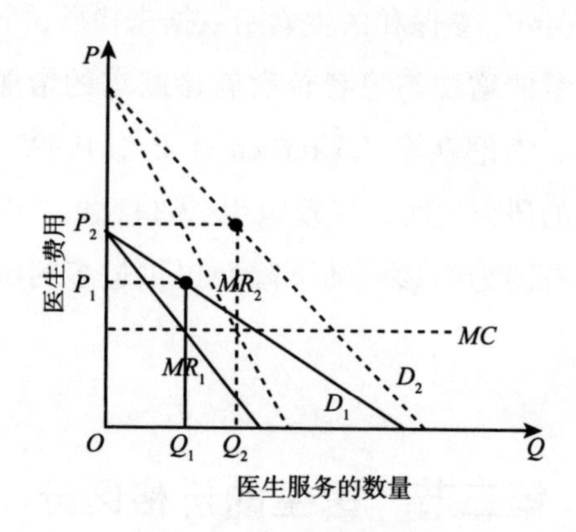

图 5-7　医生的价格区分

二、医生价格区分的分类

医生的价格区分行为，可以分为三类：

1. 一级价格区分。医生的一级价格区分是指医生知道每个患者的支付能力，并且根据提供的产品或服务向患者收取他们愿意支付的最大金额。此时，医生面对的需求曲线也是边际收益曲线。在边际成本不变的情况下，医生获得的利润和提供的服务数量都会增加。

2. 二级价格区分①。医生的二级价格区分主要表现为医生提供不同的“价格-质量服务包”使得患者有自我选择的激励，穷人选择质量略低价格也低的服务，富人消费质量略高但价格很高的服务。

3. 三级价格区分。医生的三级价格区分是指医生对相同的医疗服务向不同的患者群体或在不同的市场上收取不同的价格。

假设医生为两种类型的患者提供服务：私人付费患者和参加公共医疗保险②

① 朱恒鹏：付钱给医生的历史面面观（一），https：//ishare. ifeng. com/c/s/v002f9geosZ9DupFq-_qoHFPaRLUG1I--2uvvlYDUEh-_Sg8Ko__.

② 以美国医疗补助计划（medicaid）为例，medicaid 项目要求，若医生为参加 medicaid 患者提供服务，医生需要同意接受 medicaid 付款作为全额付款。

的患者，并且私人付费患者支付的医生费用更高。在为私人付费患者服务的市场中，医生具有一定的垄断权力，是“价格制定者”。在为参加公共医疗保险的患者服务的市场上，医生获得由保险机构提供的固定价格，医生是“价格接受者”。

若两个市场的治疗成本（边际成本）相同，医生根据边际收益等于边际成本确定服务数量与价格。为了获取最大化利润，医生会优先为支付最高费用的患者服务，并根据两个市场边际收益的不同，确定医疗服务数量的分配。

三、价格区分的实证研究

大部分研究集中于医生对不同收入患者实施价格区分。研究者发现，医生会对富人收取更高的医疗服务费用（Masson and Wu，1974）。乔哈尔等（Johar et al.，2017）利用澳大利亚的数据分析医生价格区分行为，研究发现在不受价格管制的情况下，专科医生会根据患者的收入状况进行价格区分。专科医生向首次就诊的高收入患者收取的费用比低收入患者多26澳元。医生也会根据患者就诊情况实施价格区分。霍尔格（Hoerger，1990）的研究发现，为了最大化他们的利润，医生对已就诊病人收取的费用高于对新就诊病人收取的费用。

随着医疗保险制度的发展，经济学家对医生的“三级价格区分”行为进行了许多实证分析。在美国，公共医疗保险为患者支付的费用减少会降低医生接受参保患者的意愿。坎宁安和哈德利（Cunningham and Hadley，2008）研究发现美国医生收入下降增加了医生停止接受参加美国医疗补助计划（medicaid）患者的可能性；而支付费用的增加，则会增加医生接受medicaid患者的意愿（Baker and Royalty，2000）；同时，哈德利等人（Hadley et al.，2009）的研究发现，医疗保险（medicare）支付费用的增加与医生提供服务的数量呈正相关。

本章小结

医生的供给决策在“长期”与“短期”中存在差异。在长期中，医生会根据自身的效用偏好、职业回报（内部收益率）做出职业和医学专业的选择；医生行医地点的选择会受到医生地理偏好和医疗服务需求量的影响；医生执业类型的选择包括个体执业、团体执业和成为医院的雇员。在短期中，医生根据医生服务市场垄断竞争的结构特征，做出关于医疗服务价格、工作时间和服务数量的决策。

医生的诱导需求行为主要表现为：医生提供给患者不需要的医疗服务，以及过多医学检查和药物等。本章介绍了医生诱导需求行为产生的四种理论解释：目标收入模型、效用最大化模型、利润最大化模型和信誉物品模型；具体来讲，医生诱导需求行为产生的原因主要包括医患之间的信息不对称和委托代理关系，医疗服务效果的不确定性以及医疗保险制度的发展；医生诱导需求行为可以通过强化对医生行为的监督和促进医生服务市场的竞争等方式进行干预。

最后，本章从理论和实证层面对医生价格歧视进行了分析。医生价格歧视体现了医生服务市场的垄断特征，涉及医生的定价行为和服务数量的分配。

本章思考题

1. 为什么说医生服务市场是垄断竞争市场？
2. 为什么医生越多的地方，医疗服务价格可能越高？
3. 试分析医生选择团体执业模式的利弊。
4. 试分析医生诱导需求产生的原因以及相关实证分析的难点。
5. 在垄断竞争的医疗服务市场上，医生如何对患者实施价格歧视？

第六章　医院行为分析

第一节　医院的历史与类型

医院是提供医疗服务的主要场所。与社会的发展和变革同步，医院在资金筹集、服务对象、服务能力等方面发生着长期且深刻的变动。从所有权角度来看，医院的类型主要有三种：公立医院、私立营利性医院和私立非营利性医院。不同类型的医院在所有权归属、决策主体、发展目标等方面都存在一定差异。

一、医院的历史

（一）医院的建立

19 世纪中叶之前，医院主要附属于宗教机构，依赖宗教资金建立和运营，是宗教活动中用于救济和照顾穷人的场所。早期医院对传染病的控制非常有限，患者在医院的死亡风险比在家里更高，富人会选择在家接受医疗服务。

中国历史上由政府资助建立了六疾馆、养病坊等公共福利机构①，但并不是现代意义上的医院。中文“医院”一词最早出现在 1830 年，专指传教士在

① 六疾馆是南北朝时期出现的，专门收容贫病者的慈善机构。养病坊；唐・开元时由官府设置属寺僧经营的收容流寓乞丐及残疾人的场所。

商埠成立的医疗机构。

（二）早期医院的发展

三个方面的因素，推动了早期医院的发展：第一，19 世纪后期，麻醉学、微生物学、无菌技术和 X 射线技术等相关医学理论和技术的发展，提升了医生的诊断和治疗能力。第二，工业化推动了城市化进程，医院服务需求增加：（1）人口的集中和交通状况的改善，使得城市地区有能力支持医院发展；（2）城市化过程中产生的部分健康问题和公共卫生问题都迫切需要医院提供医疗服务支持。第三，医院的筹资渠道得到扩展：（1）城市化整合了资源，积累了社会财富，提高了个人的支付能力；（2）保险业的发展进一步增强了第三方支付机构——医疗保险公司的支付能力。

随着对医院服务需求的增加，医院资源（无菌手术室、医护人员、病床等）不断充实，医院的服务能力显著提升，进一步扩大了服务的人群。

（三）医院的兴起

为了应对不断增长的医院服务需求和医疗费用，各国均采取各种方式支持医院发展，医院数量和床位数量快速增加。

例如，英国于 20 世纪 20 年代起，推动重组和建立以地方政府为主导的市立医院，弥补传统医院医疗资源不足的缺陷。在第二次世界大战后，英国政府进一步推进市立医院向国立医院转型，实现医疗资源在地区间的均衡配置；美国于 1946 年通过了希尔—伯顿法案（hill-burton act），法案规定由美国国会拨款建造医院，任何接受拨款的医院都必须为穷人提供免费或低收费的医疗服务。

20 世纪 70 年代以来，随着科学技术和社会需求变化，医院发展进入新阶段。主要表现为：（1）医院汇集医疗、预防、康复、教学、科研等诸多功能；（2）大型医院高度的专业分工与多学科协作；（3）医院设备走向自动化，电子化程度日益增强；（4）医院的建设管理围绕着电子病历为核心，从规模扩张转向提质增效，运行模式从粗放型管理转向精细化管理，资源配置从注重物质要素转向更加注重人才技术要素。

二、医院的类型

随着医院的发展，单纯依赖宗教和慈善团体组建医院的方法已经成为过去。目前，医院的所有权类型主要有三种：公立医院、私立营利性医院和私立非营利性医院。

在美国，公立医院占医院总数的20%，这类医院归联邦、州或地方政府所有，为特定人群（如现役军人、退伍军人、犯人、原住民）和社会弱势人群（低收入，无医保，甚至无合法身份者）提供服务。私立医院是医院服务的主体，其中75%是非营利性的。私人营利性医院由私人投资者所有，通过为患者提供服务并收取费用来获取利润；非营利医院没有股东，由理事会进行经营。

在我国，公立医院始终占据市场主导地位，在服务患者人数、资源占有量、医疗技术水平和服务质量等方面优势显著；民营（私立）医院快速发展，自2015年起，其在数量上已经超过公立医院；营利性医院在数量上与非营利性医院差距不断缩小（见图6－1）。

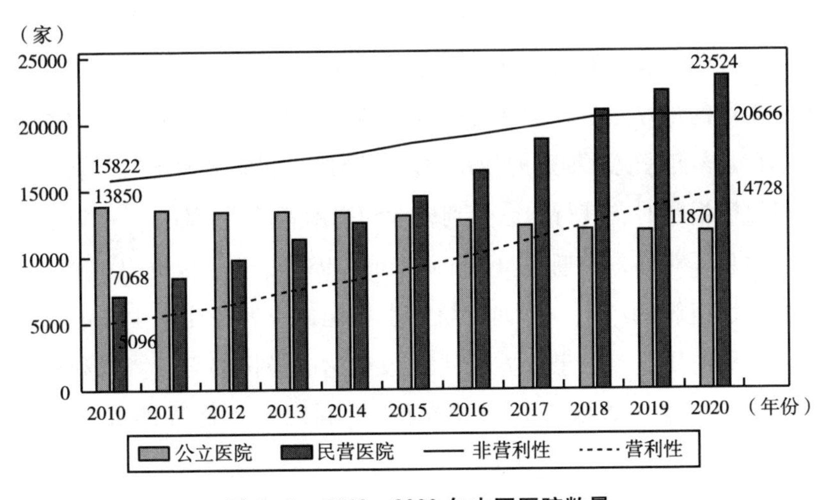

图6－1 2010～2020年中国医院数量

资料来源：2020年中国卫生健康统计年鉴；2015年中国卫生健康统计年鉴。

第二节　医院的行为模型

医院并不一定只追求利润最大化。所有权类型不同，医院行为和目的会存在差异。医院服务市场上的一个显著特点是：大部分医院为非营利性组织。本节主要分析非营利性医院的产生及其主要的行为模型，并进一步介绍医院所有权类型与医院绩效的相关研究。

一、非营利性医院的产生

非营利性医院可以获得部分税收减免，吸引捐赠；但同时，这类医院将不能出售股票，不能向所有者分配利润，并且只能开展特定的慈善活动。关于非营利性医院的产生，存在几种理论解释：

（一）信息不对称

阿罗（Arrow，1963）认为，非营利形式是对医疗服务领域市场失灵的一种回应。医疗服务领域存在严重的信息不对称。患者在就诊时，不清楚医院内医生将采取的治疗方法，也无法完全检测医院的服务情况；捐赠者也很难（或成本高）核实医院对捐赠的使用情况。当追求利润最大化的营利性医院提供服务或接受捐赠时，其行为会受到患者和捐赠者的不信任。

基于信息不对称，汉斯曼（Hansmann，1980）进一步提出“契约失灵”解释非营利性组织的产生。例如，与医生相比，患者往往缺少足够的信息来评估医院服务的质量，医患双方无法也很难达成最优的契约。营利性医院更有动机在服务成本、质量等方面“操作”，利用信息优势谋求自身利益最大化。

非营利性医院无法将利润进行分配，并没有营利的经济动机，其为了追求自身利益而损害患者利益的概率较小。因此，患者可能会倾向于选择非营利性医院。

（二）利他动机

纽豪斯（Newhouse，1970）认为，医院的所有者并不仅仅追求利润最大化，也可能关注医院服务的数量和质量。医院会对那些无法负担按市场价格支付医疗费用的人提供适当的“照顾”。如果创建医院的个人或组织存在利他偏好，那么其更有可能将医院组建为非营利性的。

（三）政府失灵

魏斯布罗德（Weisbrod，1975）认为，非营利性组织的产生源于政府失灵，即政府提供服务的种类和数量不足，无法有效帮助那些需要帮助的人。

以公共物品的提供为例，非营利性医院可以协助政府（公共物品的主要提供者）参与各种重要的公共卫生事件，及时提供人员、物资和技术等方面支持；同时，非营利性医院也会为一些医疗紧急情况（例如，严重的交通事故）预留医疗资源，并承担准备的成本。

（四）非营利是一种伪装

布里克利和霍恩（Brickley and Van Horn，2002）认为，非营利性组织仅是一种伪装，它们实际上是营利的。虽然，非营利性医院的收益无法分配，但却通过更高的工资和福利等形式发放给医院的所有者和雇员组织成员；同时，非营利性医院也可以利用税收优惠政策降低运营成本。

二、非营利性医院行为模型

非营利性医院的行为目标是多样的（见表6-1），本节介绍三种主要的非营利性医院行为模型。

表6-1 非营利性医院的行为目标

学者	非营利性医院目标
盖纳和沃格特（Gaynor and Vogt，2003）	服务数量的最大化
纽豪斯（Newhouse，1970）	效用最大化，权衡数量和质量

续表

学者	非营利性医院目标
保利和雷迪施（Pauly and Redisch，1973）	医生人均收入最大化
德雷诺夫（Dranove，1988）	服务数量和利润的最大化

资料来源：Martinez-Giralt and Barros（2013）.

（一）利润最大化模型

利润最大化模型假设非营利性医院的目标是追求最大化的利润。在医院服务市场中，具备一定市场力量的医院享有部分定价权，面临向下倾斜的服务需求曲线。医院将选择边际成本曲线与边际收益曲线相交处所对应的数量和价格进行运营，并获取最大化的利润。

如图 6－2 所示，当医院的边际成本曲线 MC 与边际收益曲线 MR 相交时，医院提供的服务数量为 Q_S，服务的价格为 P_S。此时，医院可以获得最大化的利润，在图中即表示为矩形 P_SEFG 的面积。

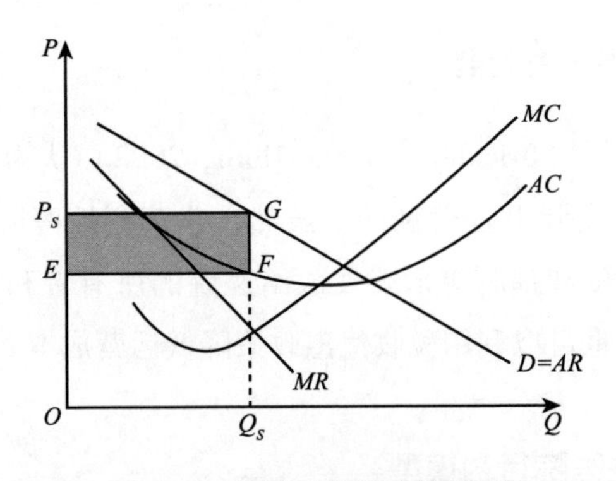

图 6－2　医院利润最大化模型

医院也能够通过价格歧视来增加利润。医院将对需求价格弹性较小的服务制定更高的服务价格，也可以对需求价格弹性较小的患者收取相对于成本更高的价格。医院行为的利润最大化模型预测：（1）如果需求增加或价格弹性降低，或者医院投入的价格（即医院的边际成本曲线）增加，医院将提高价格；（2）医院会尽量减少运营成本，避免利润损失；（3）医院应根据提供最高回报率的项目进行投资。

根据这个模型，医院将像利润最大化者一样确定价格、最小化成本，并只投资于提供利润回报的项目。

（二）效用最大化模型

纽豪斯（Newhouse，1970）提出了效用最大化模型来描述非营利性医院的行为。该模型假设是：

医院的效用 U 是所提供服务的质量 k 和数量 Q 的函数：$U = f_1(k, Q)$。

对医院服务的需求是所提供的服务质量的函数：$D = AR = f_2(k)$。在其他因素不变的情况下，k 对 D 有正向的影响。

平均生产成本也取决于所提供服务的质量：$AC = f_3(k)$。在其他条件不变的情况下，k 对 AC 有正向影响。

这家医院面临的预算约束是收支平衡。均衡点位于 $AR(k) = AC(k)$ 处，并得到一组医院服务数量—质量组合。如果有一个以上的均衡点，医院将选择服务数量最大的点。

基于上述假设，医院的决策者在预算约束（收支平衡，零利润）下，将权衡数量和质量的组合以最大化其效用。其中，服务的数量和质量可以用以下维度来衡量（见表6－2）。

表6－2　医院服务数量与质量的衡量

数量的衡量	质量的衡量
接受治疗的患者数量	临床医生的专业知识
	医院及医生的地位和声望
	患者认为的服务质量
提供的病人护理天数	使用常规收集的统计数据衡量的服务质量，例如再入院率、住院时间、医院获得性感染的发生率
	提供的非医疗服务的特性，例如食物的质量和医院的装饰

资料来源：Morris et al.（2012）.

在效用最大化模型中，质量等同于金钱。根据假设条件，给定医院服务的质量便确定了医院的需求（平均收益）曲线和平均成本曲线。如图6－3所示，当医院质量水平为 k_1 时，医院的需求（平均收益）曲线为 D_{k1}；平均成

本曲线为 AC_{k1}；收支平衡时的医院的服务数量为 Q_1。

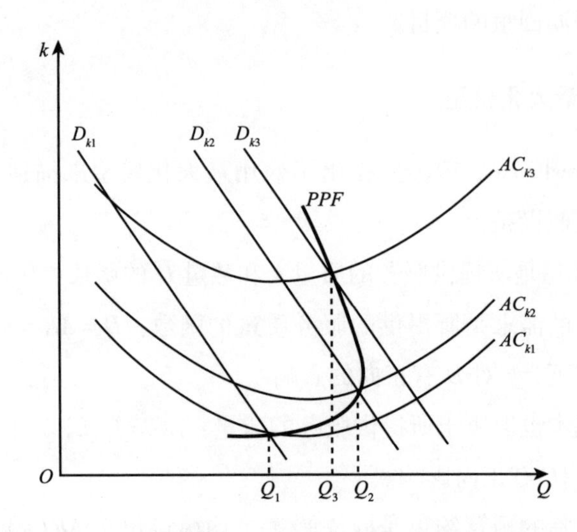

图 6-3　效用最大化模型中质量与数量的权衡

当质量水平较低时，如果质量从 k_1 移动至 k_2，需求曲线的移动幅度大于平均成本曲线[①]，质量的提高会导致更高水平的服务数量 Q_2；然而，进一步提高质量的额外成本可能抵消，甚至超过了需求增加带来的额外收入。例如，当质量从 k_2 移动至 k_3，平均成本曲线比需求曲线移动得更多。收支平衡时，医院的服务数量为 Q_3，且 $Q_3 < Q_2$。

随着质量 k 的变动，连接需求曲线和平均成本曲线交点，便描述了医院收支均衡时的一系列服务质量—数量的组合，也即医院的生产可能性曲线 *PPF*。生产可能性曲线在质量水平较低时呈正斜率；而在质量水平较高时呈负斜率。

如图 6-4 所示，在最高无差异曲线和生产可能性曲线的切点处 A，医院的效用最大化，此时医院提供的服务数量和质量分别为 Q_A 和 k_A。

医院的决策者[②]会以不同的方式权衡数量和质量，因此医院的效用函数会存在差异。一些医院可能更重视服务数量；其他医院则可能更倾向于提供更高的服务质量。例如，如果医院的决策者偏好服务数量，医院的效用函数为

① 当质量水平较低时，患者重视质量的提高。

② 一般来讲，在非营利性医院，受托人、管理者和医务人员享有医院的决策权。

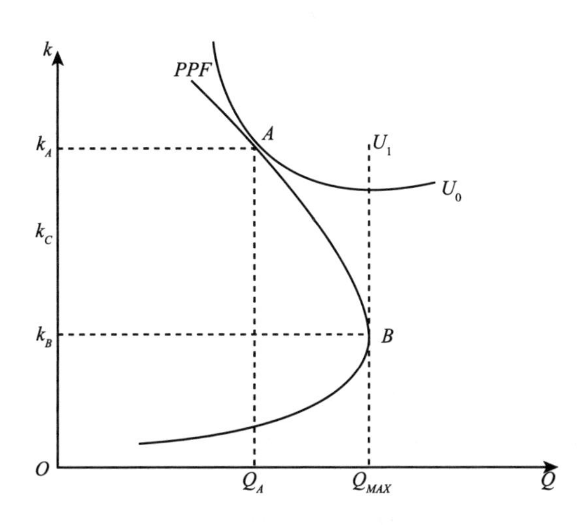

图 6 -4　医院的最优数量—质量组合

$U=f(Q)$，且医院的无差异曲线是垂直的。在预算约束下，医院将在 B 点获取最大效用，并提供生产可能性曲线中对应的最大服务数量 Q_{MAX}（见图 6 -4）。

（三）医生收入最大化模型

保利和雷迪施（Pauly and Redisch，1973）提出了医生合作社模式，即每个医院都有一个由医生控制的合作组织，医生是医院的决策者，其目标是最大化自己的净收入。该模型的假设条件是：

医院的产出是住院服务 Q。医院投入物质资本 K、非医生劳动 L 和医务人员劳动 M 来生产这一服务：

$$Q=(K,L,M) \tag{6-1}$$

患者的需求主要是医生和医院联合提供的服务，住院服务的需求函数为：

$$Q=(P_T) \tag{6-2}$$

其中，P_T 是患者为医生和医院部分支付的综合价格。

医院收支平衡：

$$P_hQ=wL+cK \tag{6-3}$$

其中，P_h 是医院使用非医生劳动力和资本的价格；w 是非医生劳动力的工资率；c 是资本的使用成本。

医生合作社可以是封闭的（在达到最优数量时，现有成员拒绝接纳新成员），也可以是开放的（对任何愿意加入的医生都没有限制）。

1. 封闭的医生合作社。给定医院工作人员中医生的数量 M，单个医生净收入为 Y_M，则：

$$Y_M = \frac{P_T Q - wL - cK}{M} \tag{6-4}$$

医生的决策是根据生产函数式（6－1）和需求函数式（6－2）确定使医生人均收入最大化的（K,L,M）值。一阶条件是：

$$\begin{aligned} w &= \frac{\partial Q}{\partial L}\left(P_T + \frac{\partial P_T}{\partial Q}Q\right) = MRP_L \\ c &= \frac{\partial Q}{\partial K}\left(P_T + \frac{\partial P_T}{\partial Q}Q\right) = MRP_K \\ Y_M &= \frac{\partial Q}{\partial M}\left(P_T + \frac{\partial P_T}{\partial Q}Q\right) = MRP_M \end{aligned} \tag{6-5}$$

资本 K、非医生劳动 L 和医务人员劳动 M 的相应最优值都是其由边际收入产品 MRP 与边际成本相等所产生的。

如图6－5所示，医生合作社中最优的医生规模为 M^*，此时每位医生可以获得最大化的净收入 Y_M^*。假设，医院的医生合作社可以吸引一定数量的医

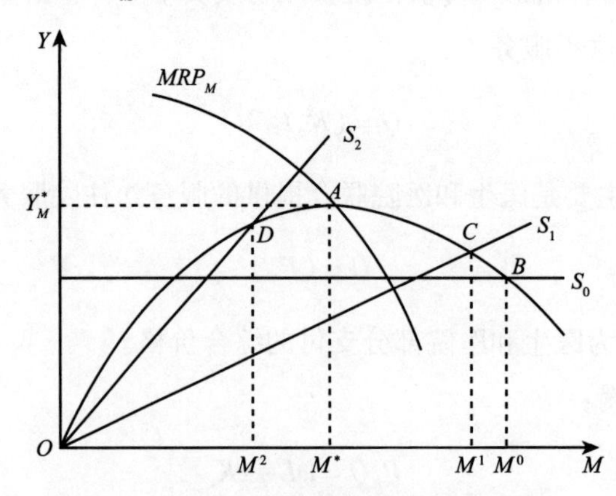

图6－5　医生合作社模型中医生的规模

生，且医生的供给曲线 S_0 是无限弹性的或者供给曲线 S_1 价格弹性较大（例如，在大城市等医生密集地区）。此时，医院可用的医生超过最优规模 M^*。医生合作社将是“封闭的”，并拒绝新医生的申请。

2. 开放的医生合作社。如果医院的医生合作社不限制新医生的进入，均衡点则为图 6－4 中的 B 和 C 处，医生平均收入等于医生服务的边际供给价格。雇佣的医生人数分别为 M_0 和 M_1。

特别的，如果医生的供给曲线 S_2 缺乏弹性（例如，在特定地区内，医生数量较少，或者医生除了成为医院成员外存在其他更优选择），新的均衡点为 D，雇用的医生人数为 M_2，且 $M_2 < M^*$。为了增加每名医生的收入，医生合作社将会开放，并愿意增加新成员直至达到最优规模 M^*；医院也可能会提出诉求，要求政府实施激励措施来鼓励医生在该地区行医。

三、医院所有权与绩效的实证研究

理论上，医院所有权对绩效的影响可能表现在以下两个方面：

第一，非营利性医院和公立医院的运营成本可能高于营利性医院。由于利润不可分配的约束，非营利性医院和公立医院的所有者，缺乏一定的财务激励来监督医院生产活动。在医院偏离成本最小化时，其进行约束管理的能力和动力有限；公立医院在某种程度上也可以依赖政府资金支持，受市场支配程度较小。

第二，营利性医院的服务质量可能低于非营利性医院和公立医院。为了获得更大的利润，营利性医院可能会在质量上“省吃俭用”或“偷工减料”。

基于上述理论分析，大量的研究实证检验了所有权形式对医院服务成本、价格和质量的影响。

瓦特等（Watt et al.，1986）使用美国 1980 年的数据，比较了 80 对营利性医院和非营利性医院的成本。结果发现，营利性医院比非营利性医院“提高”了更多的成本，产生了更高的收入和更高的利润；贝克等（Baker et al.，2000）总结了 1985～1999 年发表的 69 项关于医院所有权与绩效方面的研究，其中发现，营利性医院比私立非营利性医院和公立医院收费更高，更有利可图；但关于医院所有权对发病率、死亡率和医疗事故的影响，研究的结果并不一致。

斯隆等（Sloan et al.，2001）分析了美国参加老年医疗保险（medicare）的65岁以上人群的数据。研究发现，与非营利性医院相比，就诊于营利性医院的患者，其医疗保险的支出费用更多。但患者的存活率没有差别，其他健康结果指标也没有显著差异；利恩等（Lien et al.，2008）的研究比较了1997～2000年中国台湾各所有制医院中风和心脏病患者的医疗支出和治疗质量。结果发现，就诊于非营利性医院的患者的死亡率更低，但患者的长期支出最多比营利性患者高出10%。

鉴于实证研究的差异，埃格尔斯顿等（Eggleston et al.，2008）在总结大量文献后认为，不同所有权医院的"真实"绩效可能取决于制度环境，包括地区、市场和时间等方面的差异。

第三节　医院服务市场

一、医院服务市场的结构

市场结构会影响特定市场区域内医院的行为。医院服务市场存在两个突出的结构性特征：

1. 严格的进入壁垒。第一，新医院的建立和运营涉及建设或租赁场地、购买医疗设备、配备医护人员等多方面，需要投入大量资金；第二，政府会对医院服务市场进行管制，医院的建立和扩建等需要得到政府许可。

2. 每个医院提供的服务都不是完全的替代品。不同医院能够开展的医疗服务项目存在差异，医院之间医生和护理人员的服务质量也不同。

在特定的市场区域内，一般只存在少数几家提供非同质产品的医院。医院之间相互依存、相互制约，每个医院都会受到其他医院定价和产量决策的影响。因此，与垄断竞争的医生服务市场不同，医院服务市场被认为是提供差异化产品的寡头垄断市场。

二、医院之间竞争程度的测量

赫芬达尔—赫希曼指数。为了从事实上检验医院服务市场的结构特征，经济学家使用赫芬达尔—赫希曼指数（herfindahl-hirschman index，HHI）来衡量市场集中度和竞争程度。如式（6－6）所示，*HHI* 是市场中所有企业的市场份额的平方和：

$$HHI = \sum_{i=1}^{n} s_i^2 \tag{6-6}$$

具体到医院服务市场上，s_i 是医院 i 的市场份额百分比；n 是市场中医院的数量。*HHI* 的范围可以从接近 0～10000①。*HHI* 越高（竞争程度越低）市场就越接近垄断；如果 *HHI* 趋近于 0（竞争程度高），则市场越接近完全竞争。

根据美国司法部以及联邦贸易委员会认定的标准，*HHI* 低于 1500 的市场是竞争市场；*HHI* 为 1500～2500 的市场是中等集中的市场；*HHI* 为 2500 或更高的市场是高度集中的市场。

表 6－3 记录了美国大都市区②和英国医院服务市场的集中程度。可以发现，随着时间推移，美国大都市区的医院服务市场趋向于高度集中，而且英国医院服务市场集中程度更高。

表 6－3　医院市场的集中度

年份	*HHI*	
	美国	英国
1987	2340	—
1992	2440	—

① 若 n 为无穷大，即市场上有许多医院，并且如果其中每个医院的市场份额非常接近 0，那么 *HHI* 将非常接近 0；如果 $n=5$，即市场上有 5 家医院。若每家医院占有的市场份额分别为 40%、30%、10%、10% 和 10%，则 $HHI = 40^2 + 30^2 + 10^2 + 10^2 + 10^2 = 2800$；如果 $n=1$，即市场上只有一家医院（垄断者）拥有 100% 的市场份额。在这种情况下，$HHI = 10000$；有时 s_i 是以比例而不是百分比来衡量的，在这种情况下，*HHI* 可以取值到 1。

② 大都市区是美国政府对地理区域的指定，代表一个综合的社会和经济区域。人口至少 5 万的城市被视为大都市区。

续表

年份	HHI	
	美国	英国
1997	2983	—
2002	3236	—
2003	—	5573
2004	—	5561
2005	—	5513
2006	3261	5459
2007	—	5461

资料来源：Gaynor and Town（2011）.

在我国，提供医疗服务的主体是公立医院。由于政策和资源的倾斜，在一定的区域内（如县/市级），往往也只有几家医院展开技术、人才、服务质量等方面的竞争。

三、医院之间的竞争方式

从追求利润最大化的角度看，在寡头垄断市场上，医院具备一定的市场势力，面临向下倾斜的需求曲线，可以制定高于边际成本的价格，赚取正的经济利润。

在缺乏监管时，医院之间可以通过合谋，索要统一的较高的服务价格，获取更高的经济利润。同时，与完全垄断市场不同，医院之间可以通过竞争获利。

（一）“有限的”价格竞争

在大部分市场上，企业可以利用价格机制展开竞争。然而医院服务市场上价格竞争是有限的，价格机制的发挥受几个方面因素的影响：（1）严格的进入壁垒限制了市场上可以开展竞争的医院数量；（2）保险的存在干扰甚至消除了价格竞争。医疗保险降低了参保患者的自付费用和对医院服务需求的弹性。特别是当患者的医疗费用能够被完全报销时，患者对价格的敏感性为零；（3）医疗服务存在不确定性，医院服务价格受患者病情发展、医生采取的治疗方法等诸多因素影响；（4）医疗服务市场存在严重的信息不对称，患者的信息搜索成本高。尤其是在面临紧急的医疗服务需求时，患者没有时间和能力选择医院服务的质量和价格；（5）在政府主导的医疗服务体系或项目中，政府会对医院的服务价格进行管制。

（二）质量竞争

医院更多地在服务质量方面展开竞争。作为患者的代理人，医生为患者选择就诊或转诊的医院。医院通过采用更为先进的技术设备、提供更为高效和人性化的服务、完善医院的基础设施配备等方式提高医疗服务质量，吸引更多的医生将自己的患者转诊到医院。

医疗军备竞赛

然而，过度的质量竞争可能在造成医院之间的医疗军备竞赛（medical arms race，MAR），即医院对医生和患者的竞争加剧会导致医疗技术的冗余和医疗资源的过度消耗，提高医疗成本（Robinson and Luft，1985）。

四、医院竞争的实证研究

一般来讲，竞争可以降低服务价格，改善服务质量。然而，关于医院竞争的实证研究的结果并不一致。

（一）医院竞争与医疗成本的关系

部分研究发现，医院间的竞争程度与医疗成本呈正相关关系，竞争程度越高，医院的成本也越高（Robinson and Luft，1987；Fournier and Mitchell，1992）。例如，罗宾逊和勒夫特（Robinson and Luft，1987）利用1982年来自5732家美国医院的数据进行分析，结果发现，与24公里半径内没有竞争对手的医院相比，在竞争最激烈市场中的医院（24公里半径内超过10家医院）平均住院费用要高26%，并且每个患者每天的平均费用会高15%。

有学者对这种正相关关系提出质疑，德雷诺夫和萨特思韦特（Dranove

and Satterthwaite，1992）认为，在分析医院竞争与医疗成本时，医疗服务需求是应当考虑的关键因素。一个地区的医疗服务需求越高（医疗成本越高），医院数量可能会越多，医院之间的竞争也越激烈；潘杰等（2019）分别采用15英里固定半径法和赫芬达尔－赫希曼指数（*HHI*）来定义医院市场范围和衡量竞争强度。利用四川省的病历数据，分析了医院竞争与脑卒中住院费用之间的关联。结果表明，竞争每增加10%（*HHI* 值降低0.1个单位），与脑卒中相关的住院总费用平均降低2.38%。

（二）医院竞争与患者治疗结果

关于医院竞争与患者治疗结果关系的实证研究结果同样存在争论。

大部分的研究发现，竞争程度越高，患者的治疗效果越好（Gaynor et al.，2013；Cooper et al.，2011）。例如，凯斯勒和麦克莱伦（Kessler and McClellan，2000）研究了医院竞争对美国 Medicare 中接受急性心肌梗死（AMI）治疗的所有非农村患者的影响。他们发现，竞争程度高的地区，医院患者结果更好，医疗成本更低，死亡率更低。

然而，高里桑卡兰和汤（Gowrisankaran and Town，2003）考察美国加利福尼亚州，洛杉矶县参加 Medicare 的急性心肌梗死患者的治疗结果。研究发现，竞争程度越高，这类患者死亡率越高；普罗佩尔等（Propper et al.，2008）的研究也发现，竞争降低了等候时间，但增加了患者死亡率。因此，医院竞争的实际影响，可能取决于市场环境中的诸多因素（Gaynor and Town，2013）。

第四节　医院的监管

在寡头垄断的医院服务市场上，医院具备一定的市场势力，并且享有相当的信息优势。为了应对医院可能存在的不合理行为，医院服务的质量和成本受到来自各方的监督。近年来，医院费用的快速增长促使各国政府和医疗卫生系统强化对医院成本的管制。在医院成本控制方面，医院费用的支付方式就成为公共部门和学者关注的焦点。

一、医院费用的支付

（一）第三方付费

在医院服务市场上，患者并不是医院费用的唯一承担方。对于参加医疗保险项目的患者，医疗保险机构充当第三方付费者。患者的参保状况和医疗保险的覆盖范围是影响患者支付费用的主要因素之一。

私人医疗保险公司或公共医疗保险项目的负责方会与医院进行协商，谋求降低医疗价格。具备一定市场势力的“明星”医院也会向保险机构索要高价。一般来讲，针对相同的医院服务项目，未参保患者支付的医疗费用可能会高于参保患者。

一种特殊的情况是，患者和医疗保险机构没有补偿或只能部分补偿医院的费用。此时，医院可能会存在成本转移行为。

☞ 专栏：医院的成本转移

受法律和伦理道德层面的约束，医院提供了一定程度未被补偿的医疗服务。这类服务包括向未参保且无法负担医疗费用的穷人提供服务；向非全额保险患者提供服务；向报销比例较低的公共医疗保险的参保患者服务。由于这些服务无法得到足够补偿，医院的成本转移行为受到人们关注。

成本转移也被称为交叉补贴，金斯伯格（Ginsburg，2003）将医院的成本转移定义为，“一个支付者的管理价格变化导致向其他支付者收取的补偿价格变化的现象。”例如，医院提高商业保险公司支付的价格以应对公共医疗保险项目支付的减少。

目前，大部分研究都证实了医院存在成本转移行为（Frakt，2011；Robinson，2011）。例如，梅尔尼克等（Melnick and Fonkych，2008）的研究分析了美国加州部分医院的账单和支付数据。研究发现，参与商业保险患者的应收账款回收率最高①，他们补贴了未参保者以及 Medicare 或 Medicaid 的参保患者。

① 应收账款回收率（collection ratio）：实际收到的收入占按价目表计算出的应收账款的比率。

（二）基于成本的付费方式

与按结果付费不同[①]，传统上，医院医疗费用是基于成本的支付，且主要为按服务项目付费。医院在为患者提供诊疗所需的服务项目并产生相应的成本后，患者和保险机构才向医院支付费用。

1. 基于成本付费的合理性。在医疗服务结果存在不确定性，且医患间信息不对称的情况下，选择按服务项目付费主要从以下几个方面考虑（吕国营，2009）：（1）测量成本。医院的医生和患者对于诊疗结果存在不同的测量成本。如果按结果付费，具备信息优势的医生可能会只重视治疗的短期效果，损害患者的利益。（2）可验证性。医疗服务结果受到医生诊疗水平、患者自身行为等多方面因素影响。医生与患者可能出于自身利益诉求，无法在医疗服务结果方面达成一致。而第三方机构也无法有效验证医疗服务的效果，且验证成本较高[②]。（3）风险承担。在按结果付费的情况下，医院和医生将承担医疗服务结果不确定造成的风险，具体可能包括巨额赔偿和声誉损失等。按服务项目付费将这种财务风险转嫁给患者，而医疗保险能够有效分散风险。

在按服务项目付费的情况下，医院提供的服务越多，产生的医疗费用越高。当医疗保险的覆盖范围越大，人们对医院服务的需求越缺乏弹性，基于成本的付费将为医院带来更多的收入。

2. 基于成本付费的缺陷。基于成本付费的方式也存在显著缺陷，主要表现在两个方面：（1）医疗军备竞赛。基于成本付费的情况下，患者和医疗保险公司将负担医院竞争的成本，并进一步强化医院扩张和升级的意愿。医院间的医疗军备竞赛可能加剧，医院的医疗成本和支出将快速增长。（2）供方诱导需求。基于成本的付费方式，为医院和医生实施诱导需求提供了便利。医院和医生可能会为了自身利益，利用自身的信息优势，向患者提供更多的诊疗项目，导致医疗成本的提高。

---

① 主要考虑产品或服务的质量和价格。例如，购买冰箱、水果、手机等均为按结果付费。

② 对于诊疗的长期效果的验证，第三方机构需要排除其他因素，且对患者的行为进行长期的跟踪调查。

二、监管手段

（一）准入管制

在基于成本付费制度下，医院间的过度竞争（例如，医疗军备竞赛）是造成医院成本快速增长的主要原因之一。部分国家和地区采用“准入管制”的方法对医院进行监管，限制医院成本不合理增长。

进入管制将对医院服务市场上新医院的建立以及现有医院的服务扩展进行监督审查。例如，加拿大和德国将医疗领域的准入法规与资本预算相结合。只有当监管机构批准项目时，资本和运营资金才可以使用；在美国，符合监管标准的医院项目必须先获得公共机构的批准。医院必须提供详细的使用计划和预算，未经批准而兴建医院或购买设备是违法的。

（二）转变医院费用的支付方式

预付制是支付方式转变的主要方向，即在医院提供医疗服务之前对医院进行预期支付。由于医院获得的预期支付费用相对于医院成本而言是稳定的，医院主要通过降低成本来获利。预付制的主要方式包括按住院天数付费、按病种付费、按人头付费、总额预付以及 DRGs 预付制等。

按住院天数付费就是根据患者在医院住院的天数来确定费用。这种支付方式便于对医院费用的支付和医疗保险基金管理。然而，患者的住院时间越长，医院的护理强度和患者的平均费用通常越会下降。由于患者每一天支付费用是固定的，医院为了获取利润可能会延长患者住院时间，或倾向于将患者从门诊治疗转为住院治疗。

按病种付费就是根据患者的疾病种类和诊疗方案来确定费用。这种方式会促使医院关注医疗服务成本，医院可以通过减少患者住院时间，增加每个病例的利润。然而，这一支付方式使得医院倾向于接收那些容易治愈的患者，忽视那些治疗周期较长的慢性疾病患者或疾病严重程度更高的患者的医疗服务需求。

按人头付费的方式并不普遍，这种方式将保险公司的财务风险转嫁给医院。鉴于就诊患者规模约束、患者疾病及其严重程度的差异，医院可能无法承担部分患者的高昂成本。

总额预付制下，卫生部门根据医院上年度资金利用情况、市场通货膨胀率、医院服务数量增长和扩张建设等情况①，根据固定计算公式以及与医院协商确定本年度预付额。医院项目扩建与资金筹集均需得到相关部门的批准支持。这一支付方式的缺点包括：（1）加剧医院间的不平等。早期低效率、高预算的医院，可能会始终维持较高的预算水平；（2）对医院服务数量增长部分的支付，可能使部分医院缺少动力提高服务效率，不利于减少住院时间。

按疾病诊断相关分组付费（DRGs）是基于患者的诊断、治疗和康复情况，将相似的病例进行分组，并为每个分组分配一个固定的费用支付标准，在此基础上对医疗机构进行预先支付的一种方法。这一支付方式鼓励医院采用更加有效率和经济的方法治疗患者，避免过度诊疗，降低医疗费用。但是，DRGs 支付方式可能因为费用限制而缩减对患者的服务，从而影响患者的治疗效果和医疗质量。

大量的实证研究分析了预付制对医院成本的影响。早期研究（Coelen and Sullivan，1981；Coulam and Gaumer，1991）普遍发现，预付制降低了医院成本。然而，安特尔等（Antel et al.，1995）的研究使用美国 1968 ~ 1990 年的州数据发现，预付制增加了患者每次住院的费用。萨尔克弗（Salkever，2000）在总结大量实证研究结果后认为，预付制度对医院成本影响的实证研究结果随着时间的推移而变化，但整体来看减少了住院费用成本。

本章小结

医院的建立与发展经历了漫长的过程。医学理论与技术、工业化、城市化、医疗服务需求和政府支持等因素是影响早期医院发展的主要因素。目前，

① 通货膨胀调整的目的是增加医院预算，以补偿医院投入要素价格的上涨。医院服务增长部分调整的目的在于在支付医院因其提供的服务量增加而增加的费用，如使用现有设备和设施的门诊人次或住院天数增加。

医院的所有权类型主要有三种：公立医院、私立营利性医院和私立非营利性医院。

医院服务市场的一个特点是，非营利性医院占主导地位。非营利性医院存在的原因包括信息不对称、利他动机、政府失灵和出于营利动机而进行的伪装；医院所有权类型的差异和医院决策者目标的多元化意味着存在多个与医院行为相关的经济模型。同时，这种差异也将影响医院的绩效。此外，医院市场的结构特征也深刻影响医院行为。医院服务市场是寡头垄断市场，医院的竞争主要是质量上的竞争。医院竞争对医院成本和服务质量的影响成为各方关注的焦点。

控制医院的成本是对医院进行监管的重要目标。本章重点分析基于成本的付费制度及其对医院成本的影响。理论上，准入管制和预付制是控制医院成本的有效方式。

本章思考题

1. 请简述医院的所有权类型及其特征。

2. 请描述三种主要的医院的行为模型。

3. 什么是“医疗军备竞赛”？医疗军备竞赛引起的医院竞争的后果是什么？

4. 什么是“成本转移”？成本转移与价格歧视有什么区别？

5. 试分析各种医院费用支付方式的利弊。

第七章 医疗技术评估

本章主要分析医疗技术评估。主要包括以下内容：一是评估的必要性和决策规则；二是成本的测量方法；三是产出的测量方法；四是评估的相关应用案例。

第一节 医疗技术评估概述

医疗技术评估（health technology assessment，HTA）应用经济学理论基础，系统、科学地比较医疗方案的经济成本和健康产出，进而形成科学决策所需的优选方案，旨在提高医疗资源使用的总体效率（刘国恩，2015）。

一、医疗技术评估的必要性

医疗技术评估的必要性主要体现在以下几方面：

（一）医疗技术评估有助于患者选择最具成本-效果的治疗方案

医疗技术评估在考虑了各种医疗方案实施时间、患者时间偏好和贴现率的基础上，比较不同医疗方案的成本和效果，从而有助于患者选择最具成本-效果的决策方案。

（二）医疗技术评估有助于优化医疗资源的配置

医疗技术评估为决策者提供了相关医疗方案的成本与健康产出信息。依据这些信息，决策者可以将稀缺的医疗资源合理配置给具有不同医疗服务需求的患者，提高资源的利用效率，发挥医疗资源的最大效益。

例如，赵方辉等（2012）应用医疗技术评估的方法，评估了中国城市地区宫颈癌筛查方法的成本和效益（见表7－1）。根据评估的结果，可以看出，Care HPV每三年筛查一次是最具有成本－效益的方法。

表7－1　　不同宫颈癌筛查方案的医疗技术评估

筛查方法（3年/次）	成本（元/年）	效益（元/年）	效益/成本
巴氏细胞学法	18042.25	33017.32	1.83
液积DNA检测（LBC）	7651.32	31523.44	4.12
快速筛查法（Care HPV）	3508.30	27364.74	7.80
杂交捕获二代法（HC2）	12362.33	32389.00	2.62

资料来源：赵方辉等（2012）.

二、医疗技术评估的主要方法

根据健康产出的不同，医疗技术评估方法可以分为成本－效果分析、成本－效用分析和成本－效益分析，如表7－2所示。

表7－2　　医疗技术评估的主要方法

评估方法	成本的单位	健康产出的单位	适用范围
成本－效果分析	货币值	健康指标	单一指标衡量的医疗方案
成本－效用分析	货币值	质量调整生命年	产出经过生命质量调整的备选方案
成本－效益分析	货币值	货币值	产出用货币计量的备选方案

（一）成本－效果分析

成本－效果分析（cost-effectiveness analysis，CEA）主要评价患者使用一定量医疗资源后的健康产出，并用相关的健康指标表示。

健康指标包括两大类：一是中间指标，如血压、血脂、血糖等生化指标；二是终点指标，如心肌梗死、中风、糖尿病等疾病状态以及疾病导致的死亡。

成本－效果分析的目标是成本最小化，即用最小的成本实现最大的健康产出。这种方法通过计算增量成本－效果比，来比较单一指标衡量的不同医疗方案。

（二）成本－效用分析

成本－效用分析（cost-utility analysis，CUA）是成本－效果分析的发展，表示患者对于自身健康状况的满意程度。

具体来说，成本－效用分析不仅分析与医疗方案有关的货币成本，而且分析患者接受治疗后满意度的变化。

成本－效用分析的目标是计算质量调整生命年（quality-adjusted life year，QALY）。使用该变量，比较每增加一个质量调整生命年而增加的成本，就可以对不同医疗方案进行评估。

（三）成本－效益分析

成本－效益分析（cost-benefit analysis，CBA）通过计算全部成本和全部效益的现值，对具有不同指标、不同目标人群、不同疾病的医疗方案进行评价。

成本－效益分析不仅要求成本，而且效益也要用货币值来衡量。因此，在医疗技术评估时，最重要的是找到合适的方法，使用货币值来表示效益。

（四）三种方法的比较

三种方法可以分为两类：一类是货币指标，如效益；另一类是非货币指标，如效果和效用。关于选取哪种类型的指标，不同学者有不同的看法。

一些学者认为，以货币表示健康产出更加直观，理由如下：第一，货币决定了医疗资源的配置。保利（Pauly，1996）认为，决策者进行医疗资源配置时，成本和收益应该是共享的，即有一个共同的衡量单位。由于成本通常以货币衡量，所以收益用货币衡量也是合理的。第二，借助货币可以直接比较不同医疗方案的成本效益。成本－效益分析要求成本和产出均用货币值表示，不仅方案自身可以比较成本和效益的大小，而且不同方案之间可以用货币单位换算来比较优劣。

另一些学者认为，选取非货币指标更为合适，理由如下：第一，兹韦费尔（Zwifel，1997）认为非货币指标更加实用，既适用于比较同一医疗方案的多种指标，也适用于比较非医疗方案。因为，它对不同方案的作用效果都进行了衡量，并通过质量调整生命年进行表示。第二，出于道德、公平等因素，医护人员更倾向于非货币指标。首先，对无价的生命赋予货币价值是不道德的。其次，以货币衡量健康产出会导致歧视。这是因为，在既定医疗资源下，富人的最大支付意愿占总支付意愿的比重越大，就越给富人分配更多的资源，越加剧社会不公平。第三，支付意愿法在实际应用中存在不足。在医疗领域中，很难合理解释显示偏好。同时，决策者对陈述偏好的不信任也影响了其使用货币作为衡量标准。

这两类观点中，占主流的评估方法是非货币指标。该指标体现了对医疗服务总体目标的追求，即健康的改善和生命质量的提高。

三、医疗技术评估的决策规则

（一）成本－效果分析

成本－效果分析的基本原则是：在不同方案的比较中，选择成本低、效果好的医疗方案，放弃成本高、效果差的医疗方案。

具体来说，如果医疗方案之间的成本相近或相同，则选择效果更大的医疗方案；如果医疗方案之间的效果相似或相同，则选择成本更低的医疗方案。如果不同医疗方案之间的成本和效果没有可比性，则进一步比较成本－效果比值和增量成本－效果比值。

成本－效果比值（cost-effectiveness ratio，CER），是以某个时点为基准点，直接用医疗成本的现值除以健康产出的现值，得到单位产出成本。

如公式（7－1）所示：

$$CER = \frac{\sum_{t=0}^{n} \frac{j_t}{(1+r)^t}}{\sum_{t=0}^{n} \frac{i_t}{(1+r)^t}} \tag{7-1}$$

式（7－1）中，*CER* 为成本效果比值；j_t 为第 t 年发生的成本；i_t 为第 t 年产生的健康结果；n 为方案的年限；r 为贴现率。

CER 的优点在于能够直接比较不同医疗方案的资源利用效率。但这个指标的缺点是不能全面反映医疗方案的成本－效果性。例如，某医疗方案的治疗效果很好，但其付出的成本投入也很高，在有限的资源下可能并不是最理想的治疗方案。

考虑到 *CER* 的局限性，为了全面评价医疗方案的成本－效果，接下来介绍增量－成本效果比。

增量成本－效果比（incremental cost-effectiveness ratio，ICER），是成本－效果分析的核心。假设一种疾病有两种治疗方案，增量成本－效果比是指这两种方案的成本之差和收益之差的比值。

如式（7－2）所示，增量成本－效果比的计算公式如下：

$$ICER_{A,B}=\frac{C_A-C_B}{E_A-E_B}=\frac{\Delta C}{\Delta E}>0 \tag{7-2}$$

其中，C_A 和 C_B 分别为治疗方案 A 和 B 的成本；E_A 和 E_B 分别为治疗方案 A 和 B 的健康效果。

增量成本－效果比的优点是：

首先，可以选择的效果指标较多。卡尔森等（Carlson et al.，2008）对非小细胞肺癌治疗方案进行医疗技术评估，可以选择很多的效果指标，如无进展生存期、1 年生存率、有效率和疾病控制率等。

其次，该指标的应用范围比较广，具体体现在：

（1）衡量延长期望寿命的成本。桑德斯等（Sanders et al.，2005）使用美国 HIV 感染者存活数据，考察了目标筛检和普遍筛检的增量成本效果比。结果表明，如果使用目标筛检法的诊所转而使用普遍筛检法，计算出来的 ICER 大约为 85 美元，即每增加一天寿命的成本为 85 美元。如果资源充分，可以选择普遍筛查法。

（2）表明改善健康的机会成本。格洛策等（Glotzer et al.，1995）研究了儿童身患铅中毒后，采取积极治疗和保守治疗对阅读障碍率的影响。结果表明，积极治疗对保守治疗的 *ICER* 为 7241 美元，即每避免一例阅读障碍的成本是 7241 美元。如果资源充分，可以选择积极治疗。

值得注意的是，ICER 的本质是边际产出的成本。具体来说，ICER 通过计算促进健康要花多少钱，来比较两个方案之间的成本和收益，其本身并不能说明哪种方案更好。

增量成本—效果比的缺点是：第一，由式（7－3）可知，ICER 只能比较用相同指标衡量的两种医疗方案。如果医疗方案超过两种，衡量指标不同，则无法进行比较。第二，没有考虑患者的生存质量。衡量效果时，选用的指标常常是医疗服务的中间指标，忽略了患者的生存质量和偏好方案，不能准确地反映不同方案的健康改善结果。

总的来说，ICER 是医疗技术评估中最常用的指标，因为该指标计算了边际产出的成本，体现了对更高效健康产出的追求。

但事实上，在欧洲的医疗技术评估指南中，推荐同时计算成本－效果比和增量成本－效果比，以更加全面反映和评价效果。

（二）成本－效用分析

考虑到成本－效果分析的局限性，成本－效用分析将期望生命和生命质量合二为一，计算调整后的健康产出。

成本－效用分析的基本规则就是计算成本－效用值（cost utility ratio，CUR），它表示每单位 QALY 所消耗的成本。成本－效用值越高，表明每单位 QALY 所消耗的成本越高，医疗方案实施的效用越低。

质量调整生命年（quality-adjusted life year，QALY），是指经过生命质量调整以后的期望生命单位。如式（7－3）所示：

$$QALY = \sum_{t=0}^{n} \frac{F_i q_i}{(1 + d)^t} \tag{7-3}$$

质量调整生命年表示为：从 $t=0$ 开始一直到 $t=n$ 结束时，每一个时段乘以该时段的质量权重。其中，F_i 为一个人在岁数 i 时仍然活着的概率；d 为贴现率；q_i 为生命质量赋予的权重，其值在 0～1 之间。

因此，质量调整生命年需要计算三部分：活到年龄 t 的概率、时间贴现率和生命质量权重。其中，生命质量权重是指每单位生命年都被赋予了一个介于0~1之间的质量权重，这个权重反映了对应生命的偏好程度。具体来说，该权重越接近于0，对该健康状态的偏好程度越低；该权重越接近于1，对该健康状态的偏好程度越高。

质量调整生命年的优点是：第一，适用于比较不同指标衡量的医疗方案。因为成本-效用分析对效果指标（生命年）进行了质量校正，所以不同的指标可以转换成统一的质量调整生命年，更能准确反映出医疗方案对健康改善的影响。第二，综合考虑了患者的生存质量和生存时间。当医疗方案同时影响患者的生存质量和生存时间时，质量调整生命年将这两种结果用同一指标反映，体现了健康效用的改善。

因此，成本-效用分析也已经成为目前医疗技术评估中使用频率较高的评价方法。

（三）成本-效益分析

在采用非货币方法进行评价时，前提是衡量指标要相同。如果不同医疗方案的衡量指标各不相同，则应选用成本-效益分析方法。

成本-效益分析的基本规则是：净现值最高的医疗方案将会改善社会福利。

净现值（net present value，NPV），的概念在第五章进行了初步分析，即是以某个时点作为基准点，计算出每年的效益现值和成本现值之差。

净现值法的评价思路是：医疗方案的净现值大于0（$NPV=0$），具有成本效益。具体来说，净现值大于0，该方案能提高资源利用效率；净现值小于0，该方案降低了资源利用效率。

净现值法的优点是：第一，使用现金流量。相较于利润，直接使用医疗方案的成本和产出，可以避免人为因素的影响。第二，包括了医疗方案的全部现金流量。其他决策指标往往会忽略特定时期之后的现金流量，如患者术后恶心呕吐所带来的附加成本。第三，既能作单一方案的比较，又能进行多方案的比较。具体来说，就单个方案而言，只有净现值大于0，才可以考虑；就多个方案而言，以净现值大的方案为优选方案。

净现值法的缺点是：第一，没有考虑资金利用效率。该方法的决策规则是比较净现值的大小，但这样忽略了资金利用效率，即成本的多少。若两个医疗方案计算下来的净现值相同，应该优先考虑成本较少的医疗方案。第二，不满足时间上的可比性。一般来说，医疗方案的计划期越长，其累计净现值往往越大。对不同计划期的方案来说，用净现值法就不一定能准确反映各方案之间的优劣，因为不满足时间上的可比性。

第二节　成本的测量

一、成本的分类

（一）机会成本

经济成本除了包含实际花费的会计成本外，还包含机会成本。机会成本（opportunity cost）是指在所有备选方案中，选择其中一个方案而放弃其他方案能带来的最大收益。

测量机会成本时，存在的问题包括：第一，避免重复计算。计算机会成本意味着在一个项目中使用某种资源，会减少这种资源在其他项目中的使用。例如，在满负荷运转的医院，增加一种类型患者的住院人数意味着另一种类型患者的住院人数会减少。第二，医疗服务市场通常不存在市场定价。在完全竞争市场上，价格通常反映机会成本。但事实上，卫生领域的许多市场是非完全竞争的，价格会偏离医疗服务的机会成本。比如，医生的工资不能完全反映其医疗技术的水平，药品的价格反映了政府对定价的干预。

在这种情况下，一般对医疗服务价格实施政府指导价和市场调节价。对非营利性医疗机构提供的医疗服务来说，实行政府指导价，并伴有一定的浮动幅度；对营利性医疗机构提供的医疗服务来说，实行市场调节价，可以根据实际服务成本和市场供求自主定价。

（二）平均成本和边际成本

平均成本（average cost）是总成本和总量的比值，其公式如下：

$$AC = TC/X \tag{7-4}$$

边际成本（marginal cost）是指生产一个单位产品所带来的额外成本，其公式如下：

$$MC = V(X+1) - V(X) \tag{7-5}$$

图7-1显示了平均成本曲线和边际成本曲线之间的一般关系。可以发现，*AVC*曲线、*AC*曲线和*MC*曲线均呈U形特征，且*MC*曲线与*AVC*曲线、*AC*曲线分别交于*AVC*曲线、*AC*曲线的最低点，此时提供的医疗服务数量是最佳的。

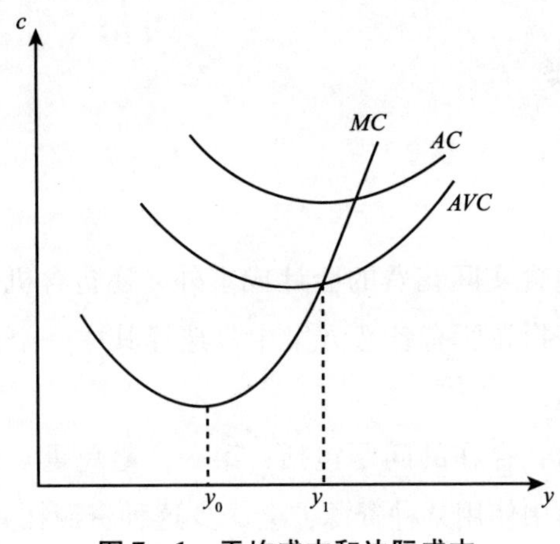

图7-1　平均成本和边际成本

（三）直接成本和间接成本

成本还可以进一步分为直接成本和间接成本，这也是医疗技术评估中最常用的成本分类方法。直接成本（direct cost）是指某种治疗方案所消耗的医疗资源，如手术费、治疗费、护理费等。间接成本（indirect cost）是指患者因疾病而造成的除医疗资源外的金钱损失，如交通费、食宿费等。

二、成本的测量

（一）哪些应计入成本

1. 机会成本。卢斯和埃利克斯豪瑟（Luce and Elixhauser，1990）认为测量成本应遵循机会成本原则。他们认为，在竞争市场中，市场价格大致上能够反映机会成本，可以认为价格即机会成本。但是，考虑到价格管制和政府补贴等因素，价格和机会成本之间会出现偏离，此时采用市场价格来估计各项成本的货币价值。例如，政府补贴之后，医疗服务价格被人为降低了，此时患者支付的价格不能反映医疗服务的真实成本。因此，估计医疗服务真实成本时，应包括这部分政府补贴的价格。

2. 平均成本和边际成本。一些学者测量成本时使用边际成本。当边际收益大于边际成本时，应增加医疗服务提供的数量，直至两者相等，此时能实现利润最大化。实际上，由于现有数据常与平均成本有关，在没有边际成本时也会使用平均成本。但平均成本并不是理想的数字，因为不能反映使用医疗资源而导致成本增加或减少的频率。

3. 直接成本和间接成本。首先，一种药物的直接成本虽然是正值，但如果使用该药物可以节省就医或住院时间，这些成本抵消就会以负值的形式进入成本计算。其次，间接成本包括因疾病造成的生产损失，包括缺勤或工作效率降低。与直接成本一样，间接成本是合法的，都是成本核算的一部分。

综上，大多数学者使用成本的原则由医疗服务的特点决定。当成本和医疗服务的决策有关时，通常使用机会成本或边际成本；当成本和医疗服务的业务量有关时，通常使用直接成本和间接成本。

（二）测量成本时应注意的问题

1. 成本的分类存在争议。直接成本可以分为直接医疗费用和直接非医疗费用。其中，直接非医疗费用既包括患者花费的费用，如交通费、食宿费；又包括患病而造成的其他损失，如时间、生命质量等。这部分费用与间接费用的定义有重合，会导致重复计算。因此，经济学家们在文献中更多采用“观点中立”的方式来避免误导读者。

2. 决策者所持的立场存在争议。医疗技术评估以政府决策者和患者的角度为主：对于前者而言，他们重点关注医疗方案花费的总成本，而不考虑谁是付款人；对于后者来说，成本既包括医疗保险报销前的费用，又包括因病导致的工资损失和闲暇时间损失。因此，决策者所持的立场不同，导致成本核算的范围不同。

值得注意的是，处方药成本只包括边际成本。边际成本线上的收益流入了制药公司，成为制药公司的垄断利润。这部分资金虽然是付款人的损失，但却是制药公司的利得。从政府决策者的角度来看，社会承担的转移支付代价为零，这部分费用不应计入成本。

3. 因生命延长而产生的成本核算。在治疗疾病的过程中，如果观察终点是死亡，那么患者生命的延长可能会产生未来成本。未来成本（future cost）是尚未发生的成本，在特定条件下可以合理地预测未来某个时期将会发生的成本。例如，在慢性病治疗中，生命的延长会延长治疗时间，此时增加的该慢性病治疗的成本应该纳入成本分析。

这种跨时期的成本收益存在争议：韦恩斯坦和斯塔森（Weinstein and Stason，1977）认为，为预防某人“过早死”而提供的医疗卫生服务，核算成本时应包含未来可能发生的医疗服务费用；莫斯科威茨（Moskowitz，1987）反对这一观点，他认为在哲学上很难证明这一论点，甚至会走入极端；杰伊（Jay，2009）认为，未来成本在实际运用中比较困难，因为需要合理预测所有人的健康风险和成本花费。

三、成本的贴现

在测量成本时，许多医疗费用支出涉及跨期，而未来的货币时间价值和当前的货币时间价值不同，因此需要通过贴现进行价值的比较。

贴现（discount）是指将不同时间点发生的成本和效益，按相同的利率换算成同一时间点上的成本和效益的过程。

（一）贴现的计算方法

贴现的基本原则是对未来发生的事件赋予较少的权重。医疗技术评估按照未来的成本和收益的累积年份，采用贴现率 r 进行贴现，然后将它们相加，并以现值（PV）来表示。

萨谬尔森（Samuelson，1937）首次提出贴现公式如下：

$$PV = FV \frac{1}{(1+r)^t} \tag{7-6}$$

其中，PV = 现值；FV = 未来值；r = 贴现率；t = 时间段。表达式$\frac{1}{(1+r)^t}$被称为折扣因子。

（二）选择贴现率时应注意的问题

在进行成本贴现的时候，一个很关键的问题是如何选择贴现率，现有研究有三种看法。

一些人认为，可以使用金融市场利率进行贴现，理由如下：第一，货币是经济市场中唯一合理的价值衡量标准。在成本收益分析中，成本和收益都用货币进行衡量，金融市场利率也由货币供求决定。因此，用金融市场利率进行贴现是简单、合理的。第二，分配给医疗服务的资源和分配给其他部门的资源，有着相同的社会机会成本。因此，出于一致性的考虑，健康收益应遵循和其他商品相同的跨期标准，选择金融市场利率进行贴现。第三，实证研究表明，金融市场利率和健康贴现率没有显著差异。如果健康贴现率小于金融市场利率，不以相同的利率进行贴现，会导致资源分配不均，影响医疗服务的效率和公平。

另一些人认为，可以使用零利率或接近零的利率。他们认为生命的价值是相同的，无论是当下还是未来，依靠医疗服务改善生命质量都会受到同样重视。

还有些人认为，可以参考实际利率[①]进行贴现。

关于实际评估过程中贴现率的选择，学者有不同的看法。有学者认为，成本－效果分析研究假设贴现率范围一般在0～10%；有学者认为贴现率范围一般在3%～5%；但大多数学者推荐使用5%的贴现率。

① 实际利率是指剔除通货膨胀率后投资者得到利息回报的真实利率。

第三节 健康产出的测量

健康产出的测量指标包括效益和效用①。

一、效益

为了测量效益，经济学家试图根据人们的行为来进行生命价值评估，主要包括两种方法：人力资本法和支付意愿法。

（一）人力资本法

人力资本法（human capital approach）的基本思想是：将疾病治疗看成一种投资，由于医疗方案延长了患者的寿命、增加了患者的健康时间，由此带来了劳动生产成果的增加。因此，投资回报就是患者劳动能力恢复后所带来劳动收益的增加。

根据这一基本思想，许布纳（Huebner，1924）认为，人的生命价值是指个人未来净收入的贴现值。具体来说，就是以个人创造的收入或财富为依据，来确定和衡量其生命价值的大小，赚取的收入或财富越多，其生命价值就越大。

下面用式（7－7）表示患者死亡后第 i 年收入的现值：

$$PV_{t+i} = \frac{Y_{t+i}}{(1+r)^i} \tag{7-7}$$

其中，PV_{t+i} 为死亡后第 i 年收入的现值；Y_{t+i} 为死亡后第 i 年的预期收入；r 为贴现率。

人力资本法的优点是所需数据容易采集，如收入指标等，比较容易定量，数值相对稳定。

---

① 需要注意的是，美国医疗技术评估中没有对效果和效用进行严格的区分，即效果指标包含效用指标。但是，英国则对效果和效用进行了严格的区分。本书采用美国的区分方法。在实际应用中，近年来成本效果分析中也常采用 QALY 作为产出指标。

但是，该方法在实际运用中也存在一定的局限性：第一，人力资本法不能评估与生产力无关的损失。例如，非就业人群的时间损失难以用人力资本法反映，尽管损失的这部分时间对患者来说是有价值的。第二，人力资本法会造成生产力的歧视。该方法认为生命价值等于个人的劳动产出，隐含着低收入者的生命价值低于高收入者的生命价值，容易引发伦理道德方面的争议。面对这种情况，一般使用人均国内生产总值（GDP）作为标准[①]。第三，人力资本法会低估间接成本。人力资本法采用的市场工资率是一个客观变量，由劳动力市场供求关系等因素决定。而患者往往认为时间损失不仅包括劳动时间，而且包括闲暇时间等间接成本。因此，人力资本法低估了这部分间接成本。

（二）支付意愿法

考虑到人力资本法的局限性，为了更加全面地评估生命价值，经济学家也在探索更多方法。

在卫生经济领域，支付意愿（willingness to pay，WTP）是指患者为治疗特定疾病的医疗服务而付费的意愿程度，即个人为了获得健康状况的改善而愿意付出的代价。

按照支付意愿法来评价生命价值，可以分为两种方法，一种是显示偏好；另一种是陈述偏好。

1. 显示偏好（revealed preference），是指从受访者日常生活中的真实选择中，推断出相关医疗服务的价值。具体来说，受访者在作出选择时，会将医疗方案的好处与其机会成本进行比较，并根据个人偏好做出选择。

例如，当价格为10英镑时，某患者愿意支付此价格去做牙科检查；当价格为20英镑时，某患者拒绝支付此价格去做牙科检查，我们可以推断该患者对牙科检查的价值在10～20英镑。进一步地，如果在两个限度之间改变价格，我们就能得到患者为检查的最大支付意愿。

补偿性工资差异。在劳动力市场上，显示偏好应用最多的方法是补偿性工资差异法。史密斯（Smith，1776）认为，在其他条件相同的情况下，工作

---

① 国内生产总值（GDP）是一个或几个国家在特定时间段内生产和销售的所有最终商品和服务的市场价值或市场价值的货币衡量标准。

条件越好，工资率就越会下降；工作条件越差，工资率就会越提高，这反映了不同工作之间的风险水平。简言之，高职业风险的工人会要求较高的工资报酬，不同风险水平工作之间的工资差额就是补偿性工资差异。

例如，某工人有两个工作机会：一是在当地医院整理药品和其他医疗设备；二是在附近的核电厂工作。这两份工作的主要区别在于，如果在医院工作，该工人偶尔会患上流感，但受到致命伤害的风险非常低；如果在核电站工作，该工人受到致命伤害的可能性越高，患上癌症的风险也越大。为了吸引该工人接受更危险的工作，在核电站工作的工资应该更高，多出的这部分工资被称为补偿性工资差异。

维斯库西（Viscusi，2003）使用补偿性工资差异来推测工人对自己生命的估价。例如，假设在核电站工作比在医院工作的致命风险高1%，工资高5万美元。某工人选择了在核电站工作，那么此人的生命价值为5万美元÷0.01=500（万美元）。

2. 陈述偏好（stated preference），要求受访者直接给出愿意支付的价值，或者提供假设选择，并观察受访者的反应来间接推断价值。其中，应用最多的是条件估值法。

条件估值法（contingent valuation），通常使用询问的方法。例如，“你会为某特定医疗服务支付多少元?”和“你更喜欢哪种治疗方案”等问题，引出延长生命、提高生活质量或治疗某种疾病的最大支付意愿。

条件估值法的设问分为两种，包括开放式问题和封闭式问题。一是开放式问题，直接询问个人为项目愿意支付的最高数额。受访者会被问及他们是否愿意支付一定数额的价格。如果他们同意，价格将进一步提高，直至他们拒绝支付为止。二是封闭式问题，调查者提出是否愿意接受建议价格的问题，而个人只需做出“是”或“否”的回答，但回答者态度、问题的参考值和敏感性等因素也会导致答案存在偏差。

这两类问题中，最常用的设问类型是封闭式问题，因为其能够得到更加有效、可靠的最大支付意愿估计值。具体来说，受访者决定是否接受特定医疗服务时，通过回答一系列“是”或“不是”的问题，能够得到最大支付意愿区间，比直接给出具体的货币价值更容易。

当然，条件估值法也存在一定局限性：首先，受访者的认知可能无法处理复杂的权衡问题。当涉及生命和金钱的权衡时，每个人评估问题的能力和视角会存在很大差异。基于这些原因，调查者往往会事先测量受访者个体的认知能力，并据此调整回答方式。其次，受访者给出的答案通常偏离实际。条件估值法提出的问题建立在假设基础上，如果受访者过去没有遇到过类似情况，为了自己的面子，他们往往会给出让调查者“满意”的最大支付意愿，而这些值往往是偏离实际的。最后，受访者给出的答案受到起点偏差的影响。条件估值法会对受访者提出一系列问题，受访者后续的回答都受到基于答案初始值的影响，这被称为起点偏差。

因此，考虑到条件估值法的局限性，调查者可以将最大支付意愿值和显示偏好得出的结果进行比较，以合理验证答案的可靠性。

二、效用

测量效用时，一般使用抽样调查法，对患者的生理或心理状况进行调查评分，获得所需要的生命质量效用值。

抽样调查法包括视觉模拟评分法、标准博弈法和时间权衡法。

（一）视觉模拟评分法

视觉模拟评分法（visual analogue scale，VAS）要求受访者对不同健康状态进行打分。受访者面对着类似图 7－2 中的标尺进行打分，分值介于 0～1 之间，其中 0 代表最糟糕的健康状态，1 代表最好的健康状态。受访者打分越高，生命质量效用权重越大，也说明个体越健康，生存质量越高。

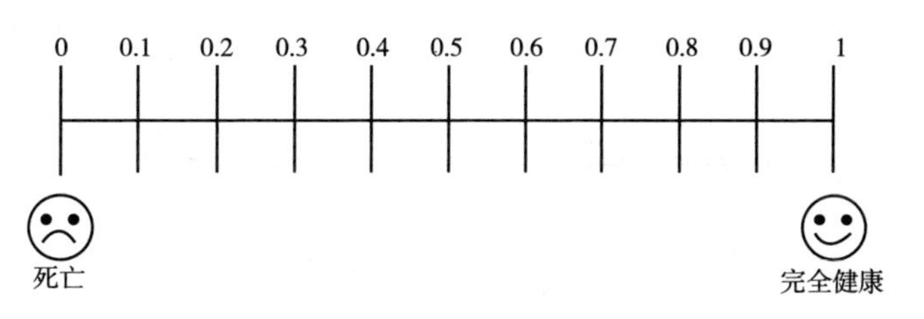

图 7－2　视觉模拟评分法

视觉模拟评分法的优点是操作简单，并且易于被受访者理解。

同时，这个方法的缺点也显而易见：

第一，当受访者必须对5种及以上的健康状况分级进行打分时，就会陷入困境，不知道如何定位。例如，健康状况被分为“非常健康”“比较健康”“一般”“比较不健康”和“非常不健康”。

第二，受访者必须要考虑自己的健康状况，必要时要进行标准化转换。一般来说，最糟糕的健康状况是“死亡”。还有另外一种情况，假如受访者认为“成为植物人”比“死亡”更难以接受，则这种健康状况处于刻度轴0的位置；“完全健康”仍然处于1的位置。因此，受访者还需要将自己健康状况所处的得分进行标准化转换。

第三，这种方法要求受访者对健康状况进行一次性选择，而不是对不同健康状况进行权衡，所以最后得到的健康状况排序不一定反映受访者的偏好。

例如，调查人员通过视觉模拟评分法，可以确定失明给人们的正常工作和生活带来的种种不便。

假设视觉模拟评分法对健康状况评定的尺度为0～1，如图7－3所示。

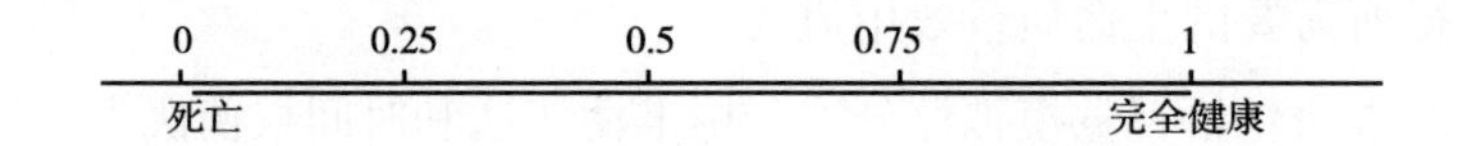

图7－3　视觉模拟评分法对失明的影响一

资料来源：Dranove（2004）.

一旦被调查者在线上标明了失明的位置，就很容易算出其质量调整生命年得分。如果被调查者把失明标在了线的正中央，那么质量调整生命年得分就是0.5。

为了使尺度更加精确，调查人员会选择两个终点来代表两种健康状况，而这两种状况的相对位置在前面的研究中已经确定。如图7－4所示。

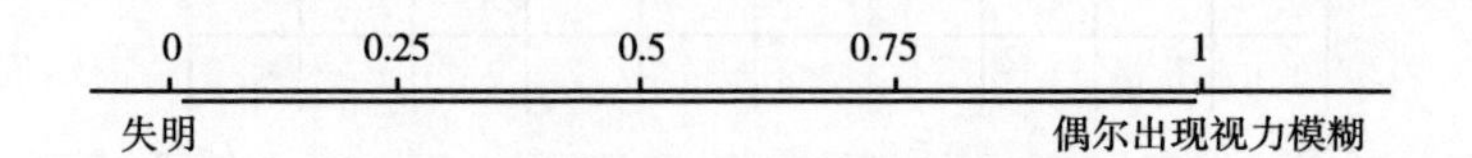

图7－4　视觉模拟评分法对失明的影响二

资料来源：Dranove（2004）.

被调查者在线上标出：（1）经常出现视力模糊；（2）长时间出现视力模糊的位置。根据已知的失明和偶尔出现视力模糊的得分，研究人员确定了经常出现和长时间出现视力模糊的得分，这使他们为其他健康状况确定了固定的质量调整生命年得分。例如，被调查者将失明的质量调整生命年得分确定为0.5；而偶尔出现视力模糊为0.9。将长时间出现视力模糊定位在失明和偶尔出现视力模糊中间，其得分应为0.7个质量调整生命年。

（二）标准博弈法

标准博弈法（standard gamble）提供了两种方案：一是确定（概率为1）的健康状态 H；二是在完全健康和死亡之间的赌博，其中完全健康的概率为 p，死亡概率为 $1-p$。研究者向受访者提供不同的 p 值，让他们一次又一次做出选择，直至受访者认为两个选项没有差别为止。其公式如下：

$$E(A_1)=v(H_1) \tag{7-8}$$

$$E(A_2)=v(H_2)p(H_2)+v(H_3)p(H_3) \tag{7-9}$$

由于只有两种备选方案，$p(H_2)+p(H_3)=1$，该式可以进一步简化为：

$$v(H_1)=v(H_2)p(H_2)+v(H_3)[1-p(H_2)] \tag{7-10}$$

使得受访者对于以上两个选项无差异的 p^*，就是健康状态 H 的质量权重 q 的估计值。

例如，为了理解标准博弈法，需要考虑接受失明手术从而恢复光明的概率：

（1）你在剩下的生命年限里会完全失明。

（2）你将接受一种治疗措施来恢复视力。这一治疗措施的成功率为 p，p 是一个介于0~1之间的数字。手术的失败率是 $1-p$，如果手术失败，你就会立即死亡。

当 p 为何值时，你会不在意选1还是选2？

许多调查对象对“不在意”这个概念并不熟悉。为了帮助他们，调查人员可能会问卷调查对象，如果手术的成功率是0.95的话，他们会选择做手术还是选择失明。

如果一个调查对象选择了做手术，那么调查人员会将成功率减少到0.9，并如此往复下去。当调查对象无法在有死亡风险的手术和失明之间做出选择的时候，那一点就是调查对象对两种选项都不在意的点数。

假设调查对象对这个问题的回答中不在意的点数为0.6，就意味着你并不在乎失明（质量调整生命年的得分有待确定），还是做成功概率为60%的复明手术（质量调整生命年的得分为1），或者是结束自己的生命（得分为0）。用一些简单的数学原理方法可以计算出失明的质量调整生命年得分为0.6，即你对失明的质量调整生命年的评价为0.6。

（三）时间权衡法

时间权衡法（time trade off）让受访者在下列两个选项之间做出选择：一是在死亡之前以健康状态 H 存活 t 年；二是以完全健康状态存活更短的时间 τ，然后死亡。

与标准博弈法类似，研究者向受访者提供不同的 τ 值，让他们一次又一次做出选择。对于使得受访者对上述两个选项效用无差异的 τ^*，健康状态 H 质量权重的估价值为 τ^*/t。

例如，为了理解时间权衡法，需要考虑在失明情况下生活的前景。

请考虑以下的选择：

（1）你可以在失明的状况下再生活50年，然后死亡。

（2）你可以在完全健康的状况下再生活 y 年，然后死亡。

当 y 为何值时，你会不在意选1还是选2？

假如你不在意的点数是20年，也就是说，你并不在乎是在失明的状况下再生活50年还是在完全健康的状况下再生活20年。由于后面的选项提供了20个质量调整生命年，你就等于给了失明一个明确的质量调整生命年得分：0.4。从更普遍的意义上来说，你如果用时间权衡的方法计算自己对失明的质量调整生命年的得分，只需要将你的答案填入公式（7-11）即可：

$$\text{质量调整生命年} = (\text{你的答案}/50) \quad (7-11)$$

（四）三种方法的比较

一些学者认为，使用 SG 和 TTO 计算的质量调整生命年要优于 VAS。通常情况下，针对同一种健康状态，使用 SG 得到的健康效用值最高；使用 TTO 得到的居中；使用 VAS 得到的最低。

另一些学者认为，使用 SG 和 TTO 时需要谨慎考虑。具体来说，使用 SG 的结果会受到受访者对风险态度的影响；而使用 TTO 的结果会受到患者时间偏好的影响。

在实践中，许多研究人员更愿意使用两种以上甚至三种研究方法来计算质量调整生命年的得分，最后再取平均数。

第四节　医疗技术评估的应用

本节以三种评估方法为例，说明医疗技术评估在实际生活中的应用。

一、英国初始内窥镜检查治疗的成本－效果分析

德莱尼（Delaney，2000）对 50 岁及以上消化不良患者采用初始内窥镜检查治疗的结果进行了成本－效果分析。

对于消化不良患者的初级治疗主要有两种：常规治疗（胃酸抑制剂或杀灭幽门螺杆菌）、初始内窥镜检查治疗。与常规治疗相比，初始内窥镜检查治疗的成本更高，但其效果更好（如提高患者满意度、降低患者的门诊率等）。

该研究主要的健康产出指标为症状的改善，即分别在患者入组和治疗 15～18 个月时，使用伯明翰消化不良症状评分表对患者的症状进行测量。

实验结果表明，初始内窥镜检查治疗组的总成本高于常规治疗组（420 英镑/年对 340 英镑/年）。初始内窥镜检查治疗组中，约 40% 的患者症状得到缓解；而常规治疗组只有 35% 的患者症状得到缓解。每年每例患者症状缓解的 ICER 为 1728 英镑。

如图 7 - 5 所示，成本效果可接受曲线（cost-effectiveness acceptability curve，CEAC）显示，当内窥镜检查成本为 246 英镑时，初始内窥镜检查治疗组只有 30% 的概率使其 ICER 小于 1000 英镑；而当内窥镜检查成本从 246 英镑下降至 100 英镑时，初始内窥镜检查治疗组只有 74% 的概率使其 ICER 小于 1000 英镑。

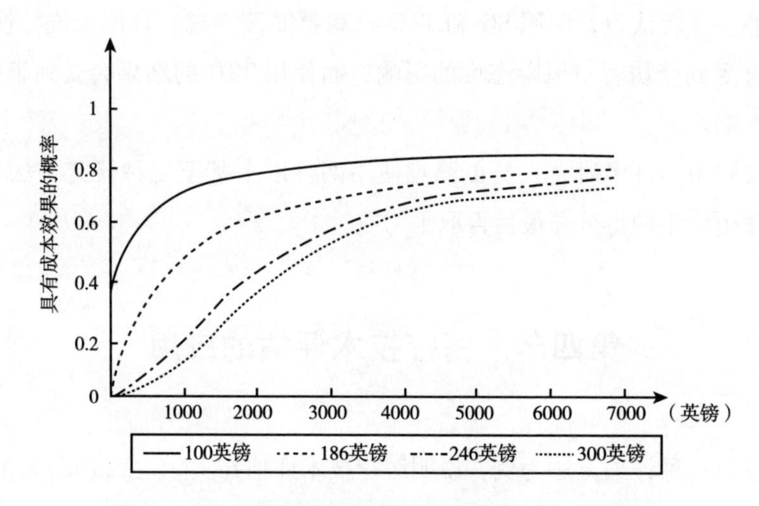

图 7 - 5　初始内窥镜检查治疗的成本效果可接受曲线

资料来源：Delaney（2000）.

综上所述，对于 50 岁及以上的消化不良患者，使用内窥镜检查治疗可能具有较好的成本 - 效果比。

二、英国类风湿性关节炎治疗的成本 - 效用分析

布伦南（Brennan，2004）对六种类风湿关节炎的治疗方案进行了经济学评价，并且报告了六种治疗方案的总成本、QALYs 和增量成本效用比。

在增量分析中，计算了两种增量分析的结果：第一种，以成本最小的参考方案为基准，将所有备选方案与其比较，计算增量成本效用比；第二种，将所有医疗方案的 QALY 按从小到大进行排序，依次报告相邻方案的增量成本效用。

如表 7 - 3 的增量分析结果所示：第一种，以 DMARDs 为基准，计算其他

五种方案的ICUR，可以得出“MTX＋英夫利普单抗”是最佳的治疗方案；第二种，将六种治疗方案的总成本按顺序排列，依次计算ICUR，可以得出“MTX＋英夫利普单抗”是最佳的治疗方案。

表7－3　类风湿性关节炎治疗方案增量分析

方法	成本/欧元	QALYs	ICUR/欧元①	ICUR/欧元②
DMARD	70387	1.182	基准	/
阿达木单抗	90058	1.655	41561	41561
MTX＋英夫利普单抗	102099	1.838	48334	65869
依那西普	102421	2.049	36926	1523
MTX＋阿达木单抗	102610	2.105	34922	3423
MTX＋依那西普	103129	2.097	35760	劣势方案

资料来源：Brennan（2004）.

综上所述，对于类风湿性关节炎患者，使用“MTX＋英夫利普单抗”具有较高的成本－效用比。

三、美国血管紧张素转换酶抑制剂应用的成本－效果分析

血管紧张素转换酶抑制剂（ACE inhibitor）是一种可以改善早期糖尿病（I型）患者生命进程的治疗措施。通过鉴别挽救每个生命年的成本，弗雷德里克·董（Dong，2004）想要研究，在发生微蛋白改变的情况下，是按照常规时间给患者服用药物更有益，还是当糖尿病被确诊时立即使用更有效。

研究者分析了两个方面的指标：患者的年龄和血型。其中，患者的年龄分别为20岁、25岁和30岁；患者的血型为两种，分别是HbAlc＝7%和HbAlc＝9%。

研究者主要关心两个问题：（1）在什么年龄实施早期治疗的效果最好；（2）对哪种血型的患者实施早期治疗的效果最好。

如表7－4所示，通过计算不同年龄花费的成本和增加的质量调整生命

① 以基准方案为参考计算的ICUR。

② 以QALYs大小为序，依次报告相邻方案的ICUR，并排出劣势方案。

年，并计算其比值，可以得出，越年轻的患者，早期治疗的效果越好，并且对血型 HbAlc =9% 的患者的治疗成本效果越好。

表 7-4　　血管紧张素转换酶抑制剂的成本-效果分析

年龄（岁）	治疗	血型					
		HbA1c =7%			HbA1c =9%		
		总费用（美元）	质量调整生命年（QALY）	总费用/QALY	总费用（美元）	质量调整生命年（QALY）	总费用/QALY
20	早期	3555	0.108	32972	2100	0.152	13814
25	早期	3341	0.085	39530	2124	0.140	15169
30	早期	3419	0.086	39912	2042	0.115	17778

资料来源：Dong（2004）.

本章小结

本章主要围绕医疗技术评估的三种方法来进行介绍。

首先，我们分析了医疗技术评估的必要性和决策规则。医疗技术评估的必要性主要体现在：有助于优化医疗资源配置，帮助患者选择最具成本-效果的治疗方案。医疗技术评估的基本原则是：在不同方案的比较中，选择成本低、成效好的医疗方案；放弃成本高、成效差的医疗方案。

其次，我们对医疗技术评估的成本进行了分类、测量和决策。医疗技术评估花费的成本包括：（1）机会成本；（2）平均成本和边际成本；（3）直接成本和间接成本。医疗服务的特点决定了成本的使用原则：当成本和医疗服务的决策有关时，通常使用机会成本或边际成本；当成本和医疗服务的业务量有关时，通常使用直接成本和间接成本。

最后，我们对健康产出进行了测量，包括效益和效用两部分。测量效益主要包括两种方法：人力资本法和支付意愿法。其中，支付意愿法又可以分为显示偏好和陈述偏好。测量效用主要采用抽样调查法，可以进一步分为视觉模拟评分法、标准博弈法和时间权衡法。

本章复习题

1. 试比较成本－效果分析、成本－效益分析和成本－效用分析三种方法之间的区别和联系。

2. 试描述医疗技术评估的基本步骤。

3. 在给定的两个医疗方案中选择最佳方案时，计算了增量成本－效果比后，还需要计算成本－效果比吗？

4. 在对一个社会项目的成本－收益分析中，贴现率太高或太低对项目有影响吗？为什么？

5. 某些人认为，生命不能用货币价值估价，也就是说，生命是无价的。应该如何解决上述观点给社会决策带来的困境？

参考文献

[1] 刘国恩等．中国药物经济学评价指南及导读（2015 版）［M］．北京：科学出版社，2015.

[2] 吕国营、薛新东．卫生经济学中供方诱导需求命题研究评述［J］．经济学动态，2008（9）：95 – 100.

[3] 吕国营、赵曼．越评级越失衡？——我国医院等级评定与医生人力资源配置研究［J］．经济管理，2018（7）：110 – 127.

[4] 吕国营．测量成本、可验证性与医疗费用支付方式［J］．财贸经济，2009（10）：65 – 70.

[5] 宁德斌．医生引致需求及其治理［J］．武汉大学学报（哲学社会科学版），2011（1）：84 – 90.

[6] 王东进．社保与商保：混淆不得 错位不得［J］．中国医疗保险，2012（9）：5 – 8.

[7] 王东进．全民医保在健康中国战略中的制度性功能和基础性作用（下）［J］．中国医疗保险，2016（12）：9 – 11.

[8] 赵方辉等．子宫颈癌筛查及早诊早治方案的绩效和卫生经济学评价［J］．中华肿瘤杂志，2012，34（8）：632 – 636.

[9] Akerlof, G. A., The market for ‘lemons’: Quality uncertainty and the market mechanism [J]. *Quarterly Journal of Economics*, 1970, 84: 488 – 500.

[10] Antel, J. J., et al., State regulation and hospital costs [J]. *The Review of Economics and Statistics*, 1995: 416 – 422.

[11] Arrow, J. K., Uncertainty and the welfare economics of medical care

[J]. *American Economic Review*, 1963, 53 (5): 941 -973.

[12] Baicker, K. et al. , The Oregon experiment—effects of Medicaid on clinical outcomes [J]. *New England Journal of Medicine*, 2013, 368 (18): 1713 -1722.

[13] Baker, C. M. et al. , Hospital ownership, performance, and outcomes: assessing the state-of-the-science [J]. *JONA: The Journal of Nursing Administration*, 2000, 30 (5): 227 -240.

[14] Baker, L. C. and Royalty, A. B. Medicaid policy, physician behavior, and health care for the low-income population [J]. *Journal of Human resources*, 2000: 480 -502.

[15] Beavers, K. M. et al. , Effect of an 18 - month physical activity and weight loss intervention on body composition in overweight and obese older adults [J]. *Obesity*, 2014, 22 (2): 325 -331.

[16] Becker, G. S. , *Human Capital: A Theoretical and Empirical Analysis with Special Reference to Education* [M]. Chicago: The University of Chicago Press, 1964.

[17] Bhattacharya, J. , Hyde, T. , and Tu, P. , Health Economics [M]. Bloomsbury Publishing, 2018.

[18] Blomqvist, A. , Does the economics of moral hazard need to be revisited? A comment on the paper by John Nyman [J]. *Journal of Health Economics*, 2001, 20 (2): 283 -288.

[19] Bloom, D. and Canning, D. , The Health and Wealth of Nations [J]. *Science*, 2000, 287: 1207 -1209.

[20] Boardman, A. E. et al. , A model of physicians' practice attributes determination [J]. *Journal of Health Economics*, 1983, 2 (3): 259 -268.

[21] Brickley, J. A. and Van Horn, R. L. , Managerial incentives in nonprofit organizations: Evidence from hospitals [J]. *The Journal of Law and Economics*, 2002, 45 (1): 227 -249.

[22] Burstein, P. L. and Cromwell, J. , Relative incomes and rates of return

for US physicians [J]. *Journal of Health Economics*, 1985, 4 (1): 63 -78.

[23] Cardon, J. H. and Hendel, I., Asymmetric information in health insurance: evidence from the National Medical Expenditure Survey [J]. *RAND Journal of Economics*, 2001, 32 (3): 408 -427.

[24] Carlson, J. et al., Comparative clinical and economic outcomes of treatments for refractory non-small cell lung cancer (NSCLC) [J]. *Lung cancer*, 2008, 61 (3): 405 -415.

[25] Chapman, B. et al., Rejuvenating financial penalties: using the tax system to collect fines [R]. 2003.

[26] Chiswick, B., The Demand for Nursing Home Care [J]. *Journal of Human Resources*, 1976, 11 (3): 295 -316.

[27] Coelen, C. and Sullivan, D., An analysis of the effects of prospective reimbursement programs on hospital expenditures [J]. *Health Care Financing Review*, 1981, 2 (3): 1.

[28] Cooper, Z. et al., Does hospital competition save lives? Evidence from the English NHS Patient Choice Reforms [J]. *Economic Journal*, 2011, 121 (554): 228 -260.

[29] Coulam, R. F. and Gaumer, G. L., Medicare's prospective payment system: a critical appraisal [J]. *Health Care Financing Review*, 1991 (Suppl): 45.

[30] Courbage, C. and Coulon, A., Prevention and private health insurance in the UK [J]. *Geneva Papers on Risk and Insurance*, 2004, 29 (4): 719 -727.

[31] Cromwell, J. and Mitchell B., Physician-induced demand for surgery [J]. *Journal of Health Economics*, 1986, 5 (4): 293 -313.

[32] Cunningham, P. J. and Hadley, J., Effects of changes in incomes and practice circumstances on physicians' decisions to treat charity and Medicaid patients [J]. *The Milbank Quarterly*, 2008, 86 (1): 91 -123.

[33] Cutler, D. M. and Reber, S. J., Paying for health insurance: the trade-off between competition and adverse selection [J]. *Quarterly Journal of Economics*, 1998, 113 (2): 433 -466.

[34] Davis, K. and Russell, L. B., The Substitution of Hospital Outpatient Care for Inpatient Care [J]. *Review of Economics and Statistics*, 1972, 54 (2): 109-120.

[35] Deaton, A., Health, Inequality, and Economic Development [J]. *Journal of Economic Literature*, 2003, 41 (1): 113-158.

[36] Delaney, B. C. et al., Cost effectiveness of initial endoscopy for dyspepsia in patients over age 50 years: a randomised controlled trial in primary care [J]. *The Lancet*, 2000, 356 (9246): 1965-1969.

[37] Dong, F. B., et al., Cost effectiveness of ACE inhibitor treatment for patients with type 1 diabetes mellitus [J]. *Pharmacoeconomics*, 2004, 22 (1): 1015-1027.

[38] Dranove, D., Pricing by non-profit institutions. The case of hospital cost-shifting [J]. *Journal of Health Economics*, 1988, 7: 47-57.

[39] Dranove, D. and Satterthwaite, M. A., Monopolistic competition when price and quality are imperfectly observable [J]. *The RAND Journal of Economics*, 1992: 518-534.

[40] Eggleston, K. et al., Hospital ownership and quality of care: what explains the different results in the literature? [J]. *Health economics*, 2008, 17 (12): 1345-1362.

[41] Ehrlich, I. and Becker, G. S., Market Insurance, Self-Insurance, and Self-Protection [J]. *Journal of Political Economics*, 1972, 80: 623-648.

[42] Eichler, E. E., Genetic variation, comparative genomics, and the diagnosis of disease [J]. *New England Journal of Medicine*, 2019, 381 (1): 64-74.

[43] Escarce, J. J., Explaining the association between surgeon supply and utilization [J]. *Inquiry*, 1992: 403-415.

[44] Evans, R. G., Supplier-induced demand: some empirical evidence and implications [M]. *In The economics of health and medical care: proceedings of a conference held by the International Economic Association at Tokyo*, 1974: (pp. 162-173). Palgrave Macmillan UK.

[45] Fan, M., He, G. and Zhou, M., The winter choke: Coal-Fired heating, air pollution, and mortality in China [J]. *Journal of Health Economics*, 2020, 71: 102316.

[46] Fang, H. et al., Sources of advantageous selection: evidence from the Medigap insurance market [J]. *Journal of Political Economy*, 2008, 116 (2): 303 – 350.

[47] Feldstein, M. S., Hospital Cost Inflation: A Study of Nonprofit Price Dynamics [J]. *American Economic Review*, 1972, 61 (5): 853 – 872.

[48] Feldstein, P. J., Health care economics [M]. Cengage Learning, 2012.

[49] Finkelstein, A. and McGarry, K., Dimensions of private information: evidence from the multiple care insurance market [J]. *American Economic Review*, 2006, 96 (4): 938 – 958.

[50] Finkelstein, A. et al. The oregon health insurance experience: evidence from the first year [J]. *Quarterly Journal of Economics*, 2012, 127 (3): 1057 – 1106.

[51] Folland, S., An economic model of social capital and health [J]. *Health Economics, Policy and Law*, 2008, 3 (4): 333 – 348.

[52] Folland, S. and Nauenberg, E., (Eds.). Elgar companion to social capital and health [M]. Edward Elgar Publishing, 2018.

[53] Fournier, G. M. and Mitchell, J. M., Hospital costs and competition for services: a multiproduct analysis [J]. *The Review of Economics and Statistics*: 1992: 627 – 634.

[54] Frakt, A. B., How much do hospitals cost shift? A review of the evidence [J]. *The Milbank Quarterly*, 2011, 89 (1): 90 – 130.

[55] Freiberg, L. and Scutchfield, F. D., Insurance and the demand for hospital care: an examination of the moral hazard [J]. *Inquiry*, 1976, 13 (1): 54 – 60.

[56] Fuchs, V. R., Some Economic Aspects of Mortality in Developed Coun-

tries [J]. *The Economics of Health and Medical Care*, 1974: 174 -201.

[57] Fuchs, V. R. , The supply of surgeons and the demand for operations (No. w0236) [R]. National Bureau of Economic Research, 1978.

[58] Fuchs, V. R. , Time preference and health: an exploratory study (No. w0539) [R]. National Bureau of Economic Research, 1980.

[59] Fuchs, V. R. , Economics, values, and health care reform [J]. American Economic Review, 1996, 86 (1): 1 -24.

[60] Gaynor, M. and Town, R. J. , Competition in health care markets. In McGuire, T. , Pauly, M. V. and Barros, P. P. , editors, Handbook of Health Economics [M]. Elsevier Science, Amsterdam, 2nd edition, 2013.

[61] Gaynor, M. et al. , Death by market power: reform, competition, and patient outcomes in the National Health Service [J]. *American Economic Journal: Economic Policy*, 2013, 5 (4): 134 -166.

[62] Gaynor, M. and Town, R. J. , Competition in health care markets [M]. *Handbook of health economics*, 2011, 2: 499 -637.

[63] Gaynor, M. and Vogt, W. B. , Competition among hospitals [J]. *RAND Journal of Economics*, 2003, 34: 764 -785.

[64] Ginsburg, P. B. , Can Hospitals and Physicians Shift the Effects of Cuts in Medicare Reimbursement to Private Payers? Cost shifting is more pronounced under certain conditions, but there definitely is an economic basis for its existence [J]. *Health Affairs*, 2003, 22 (Suppl1): 472.

[65] Glotzer, D. E. et al. , Management of childhood lead poisoning: clinical impact and cost-effectiveness [J]. *Medical Decision Making*, 1995, 15 (1): 13 -23.

[66] Gowrisankaran, G. and Town, R. J. Competition, payers, and hospital quality [J]. *Health Services Research*, 2003, 38 (6): 1403 -1422.

[67] Gracner, T. , Bittersweet: How prices of sugar-rich foods contribute to the diet-related disease epidemic in mexico [J]. *Journal of Health Economics*, 2021 (5): 102506.

［68］ Graff Zivin, J. and Neidell, M. , Environment, health, and human capital ［J］. *Journal of economic literature*, 2013, 51 (3): 689 -730.

［69］ Grossman, M. , On the concept of health capital and the demand for health ［J］. *Journal of Political economy*, 1972, 80 (2): 223 -255.

［70］ Grossman, M. , The demand for health turns 50: Reflections ［J］. *Health Economics*, 2022, 31 (9): 1807 -1822.

［71］ Grytten, J. and Sørensen, R. , Type of contract and supplier-induced demand for primary physicians in Norway ［J］. *Journal of health economics*, 2001, 20 (3): 379 -393.

［72］ Hadley, J. et al. , Medicare fees and the volume of physicians' services ［J］. *Inquiry*, 2009: 372 -390.

［73］ Hansmann, Henry, B. , The Role of Nonprofit Enterprise ［J］. *Yale Law Journal*, 1980, 89: 835 -901.

［74］ Hemenway, D. , Propitious Selection ［J］. *The Quarterly Journal of Economics*, 1990, 105 (4): 1063 -1069.

［75］ Hoerger, T. J. , Two-part pricing and the mark-ups charged by primary care physicians for new and established patient visits ［J］. *Journal of Health Economics*, 1990, 8 (4): 399 -417.

［76］ Ichoku, H. E. and Leibbrandt, M. , Demand for Healthcare Services in Nigeria: A Multivariate Nested Logit Model ［J］. *African Development Review*, 2003, 15 (2 -3): 396 -424.

［77］ Ii, M. and Ohkusa, Y. , Should the coinsurance rate be increased in the case of the common cold? An analysis based on an original survey ［J］. *Journal of the Japanese and International Economics*, 2022, 16 (3): 353 -371.

［78］ Johar, M. et al. , Bleeding hearts, profiteers, or both: specialist physician fees in an unregulated market ［J］. *Health economics*, 2017, 26 (4): 528 -535.

［79］ Kessel, R. A. , Price discrimination in medicine ［J］. *The Journal of Law and Economics*, 1958, 1: 20 -53.

[80] Kessler, D. and McClellan, M.. Is hospital competition socially wasteful? [J]. *Quarterly Journal of Economics*, 2000, 115 (2): 577 -615.

[81] Kim-Cohen, J. et al., MAOA, maltreatment, and gene-environment interaction predicting children's mental health: new evidence and a meta-analysis [J]. *Molecular psychiatry*, 2006, 11 (10): 903 -913.

[82] Knight, F. H., Cost of production and price over long and short periods [J]. *Journal of political economy*, 1921, 29 (4): 304 -335.

[83] Kong, N. and Zhou, W., The curse of modernization? Western fast food and Chinese children's weight [J]. *Health economics*, 2021, 30 (10): 2345 -2366.

[84] Kuhn, M. and Ochsen, C., Population change and the regional distribution of physicians [J]. *The Journal of the Economics of Ageing*, 2019, 14: 100197.

[85] Lamberton, C. et al., Factors Determining the Demand for Nursing Home Services [J]. *Quarterly Review of Economics and Business*, 1986, 26 (4): 74 -90.

[86] Landrigan, C. P. et al., Effect of reducing interns' work hours on serious medical errors in intensive care units [J]. *New England Journal of Medicine*, 2004, 351 (18): 1838 -1848.

[87] Lee, I. M. et al., Effect of physical inactivity on major non-communicable diseases worldwide: an analysis of burden of disease and life expectancy [J]. *The lancet*, 2012, 380 (9838): 219 -229.

[88] Levitt, S. D. and Porter, J., How dangerous are drinking drivers? [J]. *Journal of political Economy*, 2001, 109 (6): 1198 -1237.

[89] Lien, H. M. et al., Hospital ownership and performance: evidence from stroke and cardiac treatment in Taiwan [J]. *Journal of health economics*, 2008, 27 (5): 1208 -1223.

[90] Luce, B. R. and Elixhauser, A., Estimating costs in the economic evaluation of medical technologies [J]. *International journal of technology assess-*

ment in health care, 1990, 6 (1): 57 – 75.

[91] Manning, W. G. and Marquis, M. S. , Health insurance: the tradeoff between risk pooling and moral hazard [J]. *Journal of Health Economics*, 2001, 20 (2): 289 – 293.

[92] Manning, W. G. et al. , Health Insurance and the Demand for Medical Care: Evidence from a Randomized Experiment [J]. *American Economic Review*, 1987, 77 (3): 251 – 277.

[93] Marder, W. D. and Wilke, R. J. , The Value of Physician Time: Comparisons Across Specialists. in H. E. Frech, ed. , Regulating Doctors Fees, Washington D. C. : American Enterprise Institute, 1991.

[94] Marmot, M. G. et al. , Employment grade and coronary heart disease in British civil servants [J]. *Journal of Epidemiology & Community Health*, 1978, 32 (4): 244 – 249.

[95] Marmot, M. G. et al. , Health inequalities among British civil servants: the Whitehall II study [J]. *The Lancet*, 1991, 337 (8754): 1387 – 1393.

[96] Marquis, M. S. and Phelps, C. E. , Price elasticity and adverse selection in the demand for supplementary health insurance [J]. *Economic Inquiry*, 1987, 25 (2): 299 – 313.

[97] Masson, R. T. and Wu, S. Y. , Price discrimination for physicians' services [J]. *Journal of Human Resources*, 1974: 63 – 79.

[98] Maxwell, A. J. et al. , Implementation of the European Working Time Directive in neurosurgery reduces continuity of care and training opportunities [J]. *Acta neurochirurgica*, 2010, 152: 1207 – 1210.

[99] Maynard, A. and Kanovas, P. , Health economics: an evolving paradigm [J], *Health Econ*, 2000, 9 (3): 183 – 190.

[100] McGuire, T. G. , Physician agency [M]. *Handbook of health economics*, 2000, 1: 461 – 536.

[101] Mckeown, T. , (1976). The modern rise of population [J]. *Medical History*, 1976, 21 (3): 332.

[102] McKinlay, J. B. and McKinlay, S. M., The questionable contribution of medical measures to the decline of mortality in the United States in the twentieth century [J]. *The milbank memorial Fund Quarterly. health and Society*, 1977: 405-428.

[103] Melnick, G. A. and Fonkych, K., Hospital Pricing And The Uninsured: Do The Uninsured Pay Higher Prices? Evidence from California suggests that the uninsured are charged more than some payers and less than other payers for care received in the same hospital [J]. *Health Affairs*, 2008, 27 (Suppl1): w116-w122.

[104] Meyerhoefer, C. D. and Zuvekas, S. H., New estimates of the demand for physical and mental health treatment [J]. *Health Economics*, 2010, 19 (3): 297-315.

[105] Morris, S. et al., Economic analysis in healthcare [J]. *John Wiley & Sons*, 2012.

[106] Moscone, F. and Tosetti, E. Health Expenditures and Income in the United States [J]. *Health Economics*, 2010, 19 (12): 1385-1403.

[107] Moskowitz, M., Costs of screening for breast cancer [J]. *Radiologic Clinics of North America*, 1987, 25 (1): 1031-1037.

[108] Mushkin, S. J., Health as an Investment [J]. *Journal of Political Economy*, 1962, 70 (5): 129.

[109] Newhouse, J. P., Toward a theory of nonprofit institutions: An economic model of a hospital [J]. *The American economic review*, 1970, 60 (1): 64-74.

[110] Newhouse, J. P., Free for All? Evidence from the RAND Health Insurance Experiment [J]. *Harvard University Press*, *Cambridge*, *MA*, 1993.

[111] Newhouse, J. P., Toward a Theory of Nonprofit Institutions: An Economic Model of a Hospital [J]. *American Economic Review*, 1970, 60 (1): 64-74.

[112] Nicholson, S., Physician specialty choice under uncertainty [J].

Journal of labor Economics, 2002, 20 (4): 816 - 847.

[113] Nyman, J. A., Is "moral hazard" inefficient? The policy implications of a new theory [J]. *Health Affairs*, 2004, 23 (5): 194 - 199.

[114] Owen, N., et al., Sedentary behavior and public health: integrating the evidence and identifying potential solutions [J]. *Annual review of public health*, 2020, 41: 265 - 287.

[115] Pauly, M. V. and Satterthwaite, M. A., The pricing of primary care physicians services: a test of the role of consumer information [J]. *The Bell Journal of Economics*, 1981: 488 - 506.

[116] Pauly, M. and Redisch, M., The not-for-profit hospital as a physicians' cooperative [J]. *The American Economic Review*, 1973, 63 (1): 87 - 99.

[117] Pauly, R., Convergence of economic variables in EC member countries: A statistical and economic analysis [J]. *Jahrbucher fur Nationalokonomie und Statistik*, 1996.

[118] Phelps, C. E. and Newhouse, J. P., Coinsurance, the Price of Time, and the Demand for Medical Services [J]. *Review of Economics and Statistics*, 1974, 56 (3): 334 - 342.

[119] Pickett, K. E. and Wilkinson, R. G., Inequality: an underacknowledged source of mental illness and distress [J]. *The British Journal of Psychiatry*, 2010, 197 (6): 426 - 428.

[120] Propper, C., et al., Competition and quality: evidence from the NHS internal market 1991 - 9 [J]. *Economic Journal*, 2008, 118 (525): 138 - 70.

[121] Putnam, R., The prosperous community: Social capital and public life [J]. *The American Prospect*, 1993, 13 (4).

[122] Robinson, J., Hospitals respond to Medicare payment shortfalls by both shifting costs and cutting them, based on market concentration [J]. *Health Affairs*, 2011, 30 (7): 1265 - 1271.

[123] Robinson, J. C. and Luft, H. S., The impact of hospital market structure on patient volume, average length of stay, and the cost of care [J]. *Journal*

of Health economics, 1985, 4 (4): 333 -356.

[124] Robinson, J. C. and Luft, H. S., Competition and the cost of hospital care, 1972 to 1982 [J]. *Jama*, 1987, 257 (23): 3241 -3245.

[125] Roemer, M. I., Hospital utilization and the supply of physicians [J]. *JAMA*, 1961, 178 (10): 989 -993.

[126] Rosett, R. N. and Huang, Lien-fu., The Effect of Health Insurance on the Demand for Medical Care [J]. *Journal of Political Economy*, 1973, 81 (2): 281 -305.

[127] Rothschild, M. and Stiglitz, J., Equilibrium in competitive insurance markets [J]. *Quarterly Journal of Economics*, 1976, 90 (4): 629 -649.

[128] Salkever, D. S., Regulation of prices and investment in hospitals in the United States [J]. *Handbook of health economics*, 2000, 1: 1489 -1535.

[129] Samuelson, P. A., A note on the measurement of utility [J]. *The Review of Economic Studies*, 1937, 4 (1): 155 -161.

[130] Sanders, G. D. et al., Cost-effectiveness of screening for HIV in the era of highly active antiretroviral therapy [J]. *New England Journal of Medicine*, 2005, 352 (6): 570 -585.

[131] Scitovsky, A. A. and McCall, N., Coinsurance and the demand for physician services: four years later [J]. *Social Security Bulletin*, 1997, 40 (5): 19 -27.

[132] Scitovsky, A. A. and Snyder, N. M., Effect of Coinsurance on the Demand for Physician Services [J]. *Social Security Bulletin*, 1972, 35 (6): 3 -19.

[133] Sen A., The Standard of Living. (Hawthorne G) [J]. *Cambridge: Cambridge University Press*, 1987.

[134] Sepehri, A., et al., The Influence of Health Insurance on Hospital Admission and Length of Stay: The Case of Vietnam [J]. *Social Science & Medicine*, 2006, 63 (7): 1757 -1770.

[135] Shain, M. and Roemer, M. I., Hospital costs relate to the supply of beds [J]. *Journal of Occupational and Environmental Medicine*, 1959, 1 (9):

518.

[136] Shigeoka, H. and Fushimi, K., Supplier-induced demand for newborn treatment: evidence from Japan [J]. *Journal of health economics*, 2014, 35: 162-178.

[137] Shipman, S. A. et al., Geographic maldistribution of primary care for children [J]. *Pediatrics*, 2011, 127 (1): 19-27.

[138] Silver, M., An Economic Analysis of Variations in, Medical Expenses and Work-Loss Rates [J]. *In Empirical Studies in Health Economics*, Herbert Klarman (ed.), 1970.

[139] Sloan, F. A., Lifetime earnings and physicians' choice of specialty [J]. *ILR Review*, 1970, 24 (1): 47-56.

[140] Sloan, F. A. et al., Hospital ownership and cost and quality of care: is there a dime's worth of difference? [J]. *Journal of health economics*, 2001, 20 (1): 1-21.

[141] Spence, M., Job market signaling [J]. *Quarterly Journal of Economics*, 1973, 87 (3): 355-374.

[142] Spenkuch, J. L., Moral hazard and selection among the poor: evidence from a randomized experiment [J]. *Journal of Health Economics*, 2012, 31 (1): 72-85.

[143] Stano, M., A further analysis of the physician inducement controversy [J]. *Journal of Health Economics*, 1987, 6 (3): 227-238.

[144] Thaler, R. H. and Sunstein, C. R., *Nudge: Improving decisions about health, wealth, and happiness* [M]. Yale University Press, 2008.

[145] Thompson, O., Gene-Environment Interaction in the Intergenerational Transmission of Asthma [J]. *Health Economics*, 2017, 26 (11): 1337-1352.

[146] Wang, Z. J. and Rettenmaier. A. J., A Note on Cointegration of Health and Incomes [J]. *Health Economics*, 2007, 16 (6): 559-578.

[147] Watt, J. M. et al., The comparative economic performance of investor-owned chain and not-for-profit hospitals [J]. *New England Journal of Medicine*,

1986, 314 (2): 89 -96.

[148] Weeks, W. B. et al. , A comparison of the educational costs and incomes of physicians and other professionals [J]. *New England Journal of Medicine*, 1994, 330 (18): 1280 -1286.

[149] Weinstein, M. C. and Stason, W. B. , Foundations of cost-effectiveness analysis for health and medical practices [J]. *New England journal of medicine*, 1977, 296 (13): 716 -721.

[150] Weinstein, M. C. et al. , Recommendations of the panel on cost-effectiveness in health and medicine [J]. *Journal of the American Medical Assocation*, 1996, 276 (1): 1253 -1258.

[151] Weisbrod, B. , *Toward a theory of the voluntary non-profit sector in a three-sector economy.* In Phelps, E. S. , editor, Altruism, Morality, and Economic Theory [J]. *New York: Russell Sage Foundation*, 1975.

[152] WHO. Consititution of the World Health Organization. Basic Documents, 40thed [R]. Geneva: WHO, 1994.

[153] Wilkinson, R. G. and Pickett, K. E. , Income inequality and population health: a review and explanation of the evidence [J]. *Social science & medicine*, 2006, 62 (7): 1768 -1784.

[154] Williams, J. et al. , Does alcohol consumption reduce human capital accumulation? Evidence from the College Alcohol Study [J]. *Applied Economics*, 2003, 35 (10): 1227 -1239.

[155] Wingard, D. L. et al. , A multivariate analysis of health-related practices: a nine-year mortality follow-up of the Alameda County Study [J]. *American journal of epidemiology*, 1982, 116 (5): 765 -775.

[156] Xue, X. et al. , Social capital and health: a meta-analysis [J]. *Journal of Health Economics*, 2020, 72: 102317.

[157] Xue, X. et al. , Does education really improve health? A meta-analysis [J]. *Journal of Economic Surveys*, 2021, 35 (1): 71 -105.

[158] Yilma, Z. et al. , A perverse "net" effect? Health insurance and ex-

ante moral hazard in Ghana [J]. *Social science and medicine*, 2012, 75 (1): 138 - 147.

[159] Zhang, J., The impact of water quality on health: Evidence from the drinking water infrastructure program in rural China [J]. *Journal of health economics*, 2012, 31 (1): 122 - 134.